U0250959

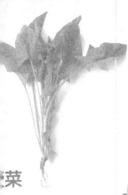

黄瓜

黄瓜可减肥，相信大家都知道的，因此，并有肥胖的糖尿病患者不妨多食用黄瓜。

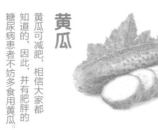

菜

菜根配生姜可以预防糖尿病，性甘凉，有养血、止血、用、润燥之功效。

荞麦面

荞麦面富含维生素B、多种微量元素及食物纤维，糖尿病人长期食用可降低血糖和血脂。

草鱼

吃鱼对糖尿病人好处多，糖尿病患者吃鱼最好清蒸或者水煮。

莓

莓味道甜美，素颇丰，含糖低，尿病人好。

玉米

玉米食物中有较多的无机盐、维生素，又富含膳食纤维，膳食纤维具有降低血糖的作用，对控制糖尿病有利。

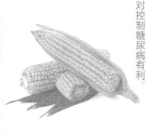

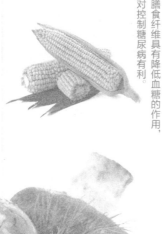

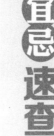

怎么吃？吃什么？如何搭配？

糖尿病患者吃什么

宜忌 速查手册

杨建宇◎编著

江苏凤凰科学技术出版社

图书在版编目（CIP）数据

糖尿病患者吃什么宜忌速查手册 / 杨建宇编著 . --
南京 : 江苏凤凰科学技术出版社，2015.6
ISBN 978-7-5537-4660-9

Ⅰ . ①糖… Ⅱ . ①杨… Ⅲ . ①糖尿病－食物疗法－手
册 Ⅳ . ① R247.1-62

中国版本图书馆 CIP 数据核字 (2015) 第 116792 号

糖尿病患者吃什么宜忌速查手册

编　　　者	杨建宇	
责 任 编 辑	刘　强　　孙连民	
责 任 校 对	郝慧华	
责 任 监 制	曹叶平　　方　晨	

出 版 发 行　凤凰出版传媒股份有限公司
　　　　　　江苏科学技术出版社
出版社地址　南京市湖南路 1 号 A 楼，邮编：210009
出版社网址　http://www.pspress.cn
印　　　刷　北京建泰印刷有限公司

开　　　本　710mm×1000mm　1/16
印　　　张　16
字　　　数　205 千字
版　　　次　2015 年 7 月第 1 版
印　　　次　2015 年 7 月第 1 次印刷

标 准 书 号　ISBN 978-7-5537-4660-9
定　　　价　35.00 元

图书如有印装质量问题，可随时向我社出版科调换

前 言
PREFACE

2008 年中华医学会糖尿病学分会（CDS）组织的糖尿病流行病学调查结果显示，在 20 岁以上的人群中，糖尿病患病率为 9.7%，而糖尿病前期的比例更高达 15.5%，相当于每 4 个成年人中就有 1 个高血糖状态者，更为严重的是，我国 60.7% 的糖尿病患者未被诊断，因而无法及早进行有效的治疗。

糖尿病可以看作是一种"生活方式病"，饮食失衡、对食物的追求过于精细都会诱发和加重糖尿病。此外，糖尿病还有很强的家族遗传性，这和家庭的饮食习惯也有着莫大的关系。

作为患者来说，我们不能仅仅依靠药物控制糖尿病的恶化，更应通过选择适合自己的食材、改变饮食习惯来保持血糖平衡，达到控制病情的目的。需要注意的是，控制饮食并不等于一味地少吃或者不吃主食等极端节食方法，而是应让糖尿病患者坚持正确的饮食习惯、科学的饮食方式，选择适合的食物。

本书根据糖尿病患者特殊的身体状况，全方位地讲解了有关糖尿病患者的饮食问题。全书共分上、中、下三篇。上篇主要介绍糖尿病的基本知识、糖尿病的饮食原则、糖尿病并发症的饮食要点与食谱；中篇主要介绍糖尿病患者必吃与禁吃的食物，并附有相关菜谱；下篇主要介绍降糖需知的原则与误区。具体内容上，我们从糖尿病患者适宜吃的主食、肉类、蔬菜、水果、饮品、药膳等多个方面一一进行了介绍，不仅为糖尿病患者提供了饮食原料详单、介绍了食材的降糖功效，还有营养百科、食用宜忌、相关菜谱以及利于控制病情的贴心小提示等，可以说是一本关于糖尿病患者日常饮食的实用宝典。

我们衷心希望本书能为糖尿病患者及其家属提供一份帮助，为您的康复尽一份心意。

编者

2015 年 5 月

目 录
CONTENTS

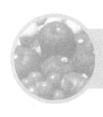

上篇
知己知彼，全方位认识糖尿病

第一章　了解糖尿病，您必须懂的关键词

第二章　均衡营养，降糖从嘴开始

第三章　常见并发症的餐桌营养

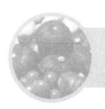

中篇
吃什么，糖尿病必吃与禁吃的食物

第一章　水果及干果

第二章　蔬菜

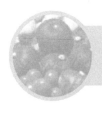

下篇
吃什么，降糖需知的原则与误区

第一章　享受吃，降糖需知的 10 个原则

第二章 挑着吃，糖尿病易入的 10 个误区

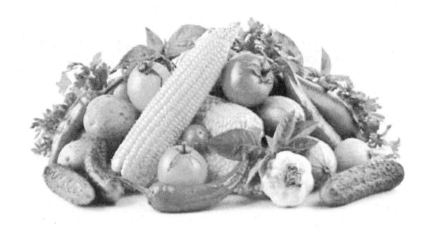

上篇

知己知彼,全方位认识糖尿病

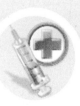

第一章
了解糖尿病，您必须懂的关键词

 血糖

顾名思义，血糖就是血液中葡萄糖的含量。人体内组织细胞所需要的能量大部分来自葡萄糖，因此血糖必须保持一定的水平才能满足体内细胞需要。当血液内葡萄糖含量相较于正常值降低或升高，身体都会有不适感。

对健康人而言，血液内葡萄糖浓度是处于稳定和平衡的状态。如血糖持续处于较低水平，可能会出现低血糖；而血糖持续升高，可能会出现糖尿病。这两种都是疾病状态。

血糖浓度表示方法

有毫克/分升（mg/dl）和毫摩/升（mmol/L）两种表示方法，前者是血糖的传统单位，后者是血糖的国际单位。

两者的换算关系如下：

毫克/分升（mg/dl）×0.056＝毫摩/升（mmol/L），或毫摩/升（mmol/L）÷0.056＝毫克/分升（mg/dl）

空腹血糖

指停止进食10～12小时所测的静脉血浆血糖。正常人空腹血糖为3.8～6.16毫摩/升。空腹血糖反映了无糖负荷时体内的基础血糖水平，其测定结果可能会受到前一天晚餐进食量及成分、情绪波动、夜间睡眠质量等因素影响。

餐后血糖

指从吃第一口饭开始计算，2小时后的静脉血糖。正常人餐后2小时血糖应低于7.0毫摩/升。餐后血糖反映了定量糖负荷后机体的耐受情况。

血糖，多久测一次

对于糖尿病患者而言，多久测一次主要由所患糖尿病类型、所用药物的种类及次数、血糖的控制情况等因素综合决定。

通常情况下，一天中测 7 次能全面了解血糖的控制情况。这 7 次分别是早、中、晚三餐前后及睡前各检测一次。若怀疑有"黎明现象"（早晨血糖高，晚上正常）则需检测凌晨血糖。

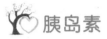 ## 胰岛素

胰岛素是胰岛细胞分泌的一种激素。它是人体内唯一可降低血糖的激素，也是唯一的同时促进糖原、脂肪、蛋白质合成的激素。

胰岛素对人体很重要。没有胰岛素，葡萄糖就不可能进入其靶细胞中。胰岛素与靶细胞结合后，就对糖、脂肪、蛋白质及电解质起了代谢调节作用。胰岛素能促进人体对葡萄糖的摄取和利用，以释放人体所需的能量，同时降低血糖。它能促进蛋白质的合成和储存，从而帮助机体生长。另外，它还对脂肪的合成和分解有双向调节作用。当胰岛素缺乏时，糖分解利用受阻，使血糖升高，但脂肪的分解增加，由于脂肪作为能量被大量分解，还会同时引起酮症和血脂升高。

所以，胰岛素被称为"合成性"或"建设性"的激素。胰岛素分泌不足，无论是绝对缺乏还是相对不足，都会造成血糖升高，诱发糖尿病。

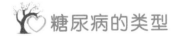 ## 糖尿病的类型

1 型糖尿病

通常被称为胰岛素依赖型糖尿病，约占糖尿病患者总数的 10%。特点如下：

1. 发病机制可能与病毒导致胰岛 β 细胞的破坏及功能衰竭有关。

2. 可发生在任何年龄，但多见于儿童和青少年。

3. 起病较急，身体比较消瘦，"三多一少"症状明显。

4. 如不及时治疗，血糖会在短时间内上升很高，可产生酮体，呼吸中有"烂苹果"味道，严重者可昏迷甚至死亡。

2 型糖尿病

通常被称为非胰岛素依赖型糖尿病，约占糖尿病总数的90%。特点如下：

1. 发病隐匿，常常没有明显症状，很多时候仅在常规体检时发现。

2. 胰腺还可以分泌一定量的胰岛素，因为"胰岛素"抵抗而不能发挥作用。

3. 多发于40岁以上的成年人或老年人。

4. 起病缓慢，体型较肥胖、病情较轻，伴有口干、口渴的症状。

5. 治疗应采用综合方法，科学的饮食习惯和积极的体育锻炼是治疗的基础。

6. 可采用口服降糖药或注射胰岛素治疗。

妊娠糖尿病

指原来无糖尿病的妇女在妊娠期（通常在中后期）发现的糖尿病。妊娠糖尿病发生率占孕妇的1%～3%。

原因是妊娠期间，胎盘分泌多种对抗胰岛素的激素，加之妊娠期间机体组织又对胰岛素的敏感性降低，因此胰岛素显得相对不足。

一般情况下，多数妊娠糖尿病患者会在产后自愈，血糖恢复正常。

 糖尿病的症状

"三多"

多尿：尿的总量增多和夜间排尿次数增多，这样可以通过尿排出过多的糖。

多饮：当排出大量尿液，机体缺水，就会导致口渴，通过多喝水来解决口渴。有的患者每天饮水量甚至以壶来计算。

多食：血糖高却不能利用，造成机体能量不足，只能靠多吃食物来弥补。

"一少"

体重减少：机体能量不足，又不能利用葡萄糖，只能分解体内储存的脂肪和蛋白质，长此以往，造成能量入不敷出，体重下降。

由于代谢紊乱，水、电解质失衡，能量不能正常释放，有不少患者会感到精神不振、乏力，甚至在早期还有体重增加、肥胖的症状。

糖尿病并发症

糖尿病并发症比糖尿病本身更可怕。据相关资料显示，糖尿病患者引起的失明比其他疾病引起的多 10～23 倍，发生截肢的比其他疾病引起的多 20 倍，并发冠心病及中风的比其他疾病引起的多 2～3 倍，导致肾衰竭的比一般肾病引起的多 17 倍。

糖尿病急性并发症：糖尿病酮症酸中毒、非酮症高渗性糖尿病昏迷、乳酸性酸中毒、低血糖反应及昏迷。一旦发生了糖尿病的急性并发症，是可以危及生命的。

糖尿病慢性并发症：心、脑大血管病变，眼睛病变、肾脏病变、神经系统病变、糖尿病足。

 糖尿病的征兆

糖尿病的征兆指早期可能会发生的症状，但并不是说有类似症状就是患上糖尿病。但一旦出现，需要尽早去检查。

1. 短期内迅速消瘦，特别是原来肥胖的人在短期内出现体重明显下降，同时自觉疲劳无力、身体沉重、腰酸背疼。

2. 双手、双足麻木，感觉迟钝，感觉异常。反复发作的皮肤疖肿或溃疡，经久不愈。

3. 反复发作的外阴瘙痒或尿急、尿频、尿痛等泌尿系感染症状，反复治疗效果不佳。

4. 口腔疾病，如牙周炎、口腔溃疡日久不愈；不明原因的血栓性疾病及周围血管疾病。

5. 餐后数小时或餐前常有不明原因的心慌、乏力、多汗、颤抖或明显饥饿感等症状。

6. 无明显原因出现视物模糊、双目干涩、视力下降。

7. 没有明显原因的上腹闷胀、大便干稀不调、腹泻与便秘交替出现等消化道症状。

8. 有糖尿病家族史、外伤史、甲状腺功能亢进病史、慢性胰腺炎史、胰腺或甲状腺手术史。

9. 男性可能会出现阴茎勃起功能障碍等。

5

第二章
均衡营养，降糖从嘴开始

 降糖，您必须懂得的食品交换

在糖尿病的饮食治疗中，食品交换是非常重要的一个方法，也是基本方法。它的核心内容是：

1. 控制总热量，使体重达到并维持在理想或适宜的水平。

2. 控制主食与副食的摄入量。

3. 在控制总热量的同时，掌握好三大产热营养素的比例，即糖类占总热量的60%，脂肪占25%～30%，蛋白质占10%～15%。

4. 在控制总热量的前提下，均衡分配各类食物的摄入，构成"平衡膳食"。

5. 在控制总热量的前提下，营养素含量相似的食物间可以等量交换。

如果转换成数字，即食物所含热量376.56千焦为一份，这样食物品种便可以根据所需热量任意互换了。即25克粮食与500克蔬菜或200克水果提供的热量大约都为376.56千焦，您既可以选择吃25克的粮食，也可以选择吃500克的蔬菜或200克的水果。

食品交换，优点多多

1. 易于达到平衡。只要每天膳食包括四大类八小类食品，即可构成平衡膳食。

2. 便于控制总能量。因为主食和副食同时控制，对总能量可以做到心中有数。

3. 便于计算总能量。四大类和八小类食品中每份所含能量约为376.56千焦，这样便于快速估算每日摄取多少能量。

4. 做到食品多样化。同类食品可以任意选择，避免食物单调，使患者感到进餐是一种享受，而非一种负担。

5. 利于灵活掌握。患者掌握了糖尿病营养治疗的知识，即可根据病情，在原则范围内灵活运用。

食品交换的四大类食物营养价值

组别	类别	每份重量/(克)	热量/(千焦)	蛋白质/(克)	脂肪/(克)	糖类/(克)
谷薯组	谷薯组	25	376.74	2		20
果蔬组	蔬菜类	500	376.74	5		17
	水果类	200	376.74	1		21
肉蛋组	大豆类	25	376.74	9	4	
	奶制品	160	376.74	5	5	6
	肉蛋类	50	376.74	9	6	-
油脂组	坚果类	15	376.74	4	7	2
	油脂类	10	376.74		10	

 素食与荤食，皆要因人而异

素食主义曾风靡一时，被认为是既健康又节约的饮食方式。寺庙中的僧人常年吃素，身体也非常健康，这是素食主义者最推崇的说法。从健康的角度讲，吃素也确实有一些益处。

素食的益处

1. 蔬菜、水果中富含膳食纤维，能够加快胃肠蠕动，不会给有害物质沉积在体内的机会。因此素食者一般体重不会超重，血液中的脂肪含量也较低，患心脑血管疾病和癌症的概率相对较低。

2. 有研究发现，对于那些肾功能不全的患者来说，他们吃素一段时间，发现病状有所减轻。因此素食可以减轻肾脏负担，起到让肾脏休息的功效。

3. 由于不吃肉，因此可降低并调节体内胆固醇，减少肾结石的发生率。

4. 吃素有益于身体对钙质的吸收，因为蔬果中含有大量的维生素和微量元素，能够促进钙质的吸收。

脂肪，并不都是坏的

并非所有的脂肪都是有害的。导致动脉不通和心脏病发作的罪魁祸首是饱和脂肪，而非一般性脂肪。脂肪是人体至关重要的营养素，如果没有脂肪，人就无法存活。我们不能因为饱和脂肪对人体有害就拒绝任何一种脂肪，这样就会适得其反，甚至有可能捡了芝麻丢了西瓜。

吃素或吃荤，看您自己的需要

不管是素食还是肉食，均是人类不可缺少的食物。素食有素食的好处，肉食也有肉食的妙用。健康长寿的根本在于营养的合理搭配，而不是吃荤还是吃素。素食的脂肪多为不饱和脂肪酸，而牛羊肉多含饱和脂肪酸（鱼肉含饱和脂肪酸不多）。而且素食中的蛋白质除黄豆外，所含氨基酸都不完全，而荤食中的蛋白质都是完全蛋白质。此外，荤食中所含的钙比素食中的钙要好，容易被人体吸收。

总之，素食和荤食中所含的营养成分各有所长，又各有所短。最好是了解了其营养含量以后，互相搭配，取长补短，才有利于健康。

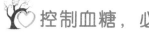 控制血糖，必须知道的11类营养物质

很多疾病的发生与缺乏营养物质有关，原发性糖尿病就是其中一种。对于控制血糖，有 11 种营养物质必不可少。

苦瓜苷

苷类，又称苷、配糖体或糖杂体，是由糖或糖的衍生物与非糖化合物以苷键方式结合而成的一类化合物。

苦瓜含大量苦瓜苷，苦瓜苷是一种类胰岛素物质，可以减轻胰岛 β 细胞的负担，恢复 β 细胞功能，还可以通过增加细胞膜对糖的通透性、促进糖氧化、抑制肝糖原分解及糖异生、减少血糖的来源达到降低血糖的目的，对改善糖尿病的"三多症"有一定的效果。所以苦瓜苷又被称为"植物胰岛素"。

黏蛋白

黏蛋白是糖与蛋白质的复合体。能够润滑胃黏膜，从而起到促进消化、

改善便秘的作用；还能够活化蛋白质，有增强机体耐力的作用。

对于糖尿病患者来说，黏蛋白能包裹肠内的食物，使糖分被缓慢地吸收，这一作用能抑制饭后血糖急剧上升，同时可以避免胰岛素分泌过剩，使血糖得到良好的调控。

维生素 B_6

维生素 B_6 是一种水溶性维生素，它是帮助蛋白质代谢的主要物质，因此摄取的蛋白质越多，所需的维生素 B_6 也就越多。

构成我们身体的主要物质——蛋白质，并不是由食入的蛋白质原封不动地构成的，通过食物摄入的蛋白质在体内被分解为氨基酸，然后再合成人体需要的蛋白质，如果其中有某种氨基酸不足，要由其他的氨基酸进行转化，而在这一过程中维生素 B_6 是必不可少的。因此，维生素 B_6 既参与生成健康的肌肤、头发、牙齿，还可以促进成长，此外还对脂类的代谢、血红蛋白的合成有着重要的作用。如果缺乏维生素 B_6，可造成皮炎、皮肤过油、口腔炎、贫血、脂肪肝。可见，维生素 B_6 是涉及身体功能最多的一种营养素。

一个健康人如果饮食中缺乏维生素 B_6，会出现血糖升高的现象，补充维生素 B_6 或改变饮食结构后，血糖即恢复正常。这个现象说明维生素 B_6 对血糖的控制有一定的作用，因此糖尿病患者一定要查一下体内是否缺乏维生素 B_6。维生素 B_6 在糖尿病治疗方面的另一个意义是可以减轻神经疾病的症状。

γ－亚麻酸

γ－亚麻酸也被称为维生素 F，是在生物体内由亚油酸合成的脂肪酸。γ－亚麻酸是合成调节生物体的激素——前列腺腺素的原料。前列腺素可以调节身体各组织的功能，种类多样，即使只有极少的量，也有很强的作用，如可改善血压、血糖及胆固醇值。

如果 γ－亚麻酸摄取不足，前列腺素不能正常合成，就会引起全身各器官机能的障碍。对于婴幼儿、老年人和动物性脂肪或酒精摄取过量者，食用加工食品过量而引起矿物质、维生素不足的人，以及糖尿病患者等，都存在 γ－亚麻酸合成不充分的倾向，应采取体外补给的治疗方法。

锰

大量的锰对人体有害，而微量的锰对生物体来说却是必不可少的物质。构成骨骼的主要材料是钙和磷，但各种矿物质和维生素也与骨骼的形成密切相关。锰就是其中之一，它帮助骨骼石灰化，此外，令骨骼和关节更加结实的结缔组织必须在以锰为辅酶的酶的作用下才可形成。因此，处于成长期的青少年若体内缺锰会造成发育不良。

同时，锰还是帮助糖类、脂类、蛋白质代谢的酶的构成部分。人体缺锰时，胰岛素的活性也会降低，因此，对于胰岛素依赖型糖尿病患者而言，如同时有锰缺乏现象，在补充锰之后，对胰岛素的需求量也会降低。

锌

微量元素中的锌是合成各种酶的必需成分，近年来发现有 90 多种酶与锌有关，体内任何一种蛋白质的合成都需要含锌的酶。锌在体内是碳酸酐酶、脱氧核糖核酸聚合酶、肽酶、磷酸酶等百余种酶的重要组成部分和激活剂，锌通过调节这些酶的活性，参与和控制糖、脂类、蛋白质、核酸和维生素的代谢，争夺硫醇抑制自由基反应。

锌是胰岛素的组成部分，每一个胰岛素分子中含有两个锌原子，这可能与胰岛素活性有关。同时，锌在胰岛素中起稳定结构的作用，缺锌后胰岛素稳定性下降，容易变性。由胰岛素原降解成胰岛素时需要胰蛋白酶和羧肽酶的催化。羧肽酶需锌激活，故缺锌时羧肽酶活性降低，体内的胰岛素原转变成胰岛素的趋势下降。

人体内缺锌，会引起胰岛素原的转化率降低，致使血清中胰岛素水平降低，从而使肌肉和脂肪细胞对葡萄糖的利用率大大降低。大量的葡萄糖潴留在血液中，使血糖浓度增加，机体糖耐量受损，胰岛素功能降低，从而导致糖尿病。

另外，糖尿病患者食用纤维素较多的食品会影响锌的吸收，而造成锌缺乏，对糖尿病患者尤为不利，补锌可以激活胰岛素原转变成胰岛素，从而控制和改善糖尿病的症状。

铜

铜是人体不可缺少的一种微量元素，对于维持人体正常生理功能起着非常重要的作用。当人体内缺铜时，脑细胞中的色素氧化酶减少，活力下降，从而使人出现记忆力减退、思维混乱、反应迟钝、步态不稳、运动失常等症状。另外，心血管中的弹性蛋白和胶原蛋白的生成，有赖于铜离子的催化和激活，人体若长期缺铜，就会造成动脉硬化，导致冠心病的发生。铜缺乏还使赖氨酸氧化酶的催化作用大大减弱，胶原纤维交联不全，从而使人牙齿脱落、腿脚不灵、筋骨乏力。临床研究发现，缺铁性贫血患者在使用铁剂治疗时，如果效果不佳，应想到缺铜的可能。医学研究还发现，铜元素在抗衰老、保护皮肤及头发、防治流行性感冒和癌症等方面均有一定的作用。

同时，血糖浓度调节失调与铜的缺乏有很密切的关系，如果体内缺乏铜，从葡萄糖转变来的山梨醇会累积在组织中，从而加速视网膜病变，以及神经病变和其他并发症的发生。

铬

铬遍布于自然界，在水体和大气中均含有微量的铬。铬有多种价态，其中仅 3 价铬与 6 价铬具有生物学意义。3 价铬对人体有益，而 6 价铬是有毒的。虽然胃肠道对 3 价铬的吸收比 6 价铬低，但 6 价铬在胃肠道酸性条件下可被还原为 3 价铬。

3 价铬是人体必需的微量元素，它与脂类和糖类代谢有密切联系，如果食物不能提供足够的铬，人体会出现铬缺乏症，影响糖类及脂类代谢。铬能增加人体内胆固醇的分解和排泄，令血液中的中性脂肪和胆固醇保持在正常范围内，在预防动脉硬化、高血压等疾病方面有着重要意义。

铬是葡萄糖耐量因子（GTF）不可缺少的成分，肠内细菌可利用其合成为名叫葡萄糖耐受因子的铬化合物，该化合物能辅助胰岛素利用葡萄糖，调节血液中脂肪与糖分的浓度，对治疗糖尿病有益。

磷

磷是一种重要的矿物质，在人体中的含量仅次于钙。

人体内很少会出现磷不足，因此不会引起人们的重视，但是磷在人体中的作用是很重要的。85% ~ 90% 的磷以羟磷灰石形式存在于骨骼和牙齿中，余下的磷存在于肌肉、脑神经、肝脏等组织中。磷是构成核酸（掌管细胞膜、遗传），促进细胞成长、分化，输送能量，维持神经和肌肉的正常功能所必不可少的物质。如果体内磷不足，会导致骨骼脆弱、新陈代谢减慢、肌肉无力、疲劳等症状。磷对大脑也有重要作用，它构成的磷脂是形成脑的必要物质。

对于糖尿病患者来说，如果体内缺乏磷，胰岛素就无法发挥作用。有实验证明，让未并发肾脏疾病的 1 型糖尿病患者服用无机磷酸盐，结果疲劳感明显减轻，病情也较易控制，有些糖尿病患者甚至对胰岛素的需求量也略降低。

镁

镁是一种比钙更容易摄取不足的矿物质。

镁在体内帮助约 30 种酶发挥作用，肌肉收缩就是由于钙进入到肌肉细胞中引起肌肉的紧张度提高，镁在这一过程中起到调节钙的活动的作用。如果体内镁不足，钙会过量进到肌肉细胞中，令肌肉收缩无法顺利进行，出现肌肉痉挛、战栗等症状。同时神经也容易兴奋，表现为肌肉痉挛。如果发生在血管壁，则可能引起心绞痛和心肌梗死。有报告指出，如果钙的摄取量大大超过镁的摄取量，由心脏病发作导致的死亡率也会升高。镁可以阻止钙沉积在血管壁上，从而可预防动脉硬化，此外，它还可以维持正常血压，令骨骼更加健康。

镁在胰岛素分泌和在血糖调节上的作用也十分重要，糖尿病患者特别是同时有冠心病或视网膜病变者，其血液中镁含量通常都偏低。对 2 型糖尿病患者而言，补充镁可同时改善进食糖分后胰岛素的分泌状况及胰岛素调节血糖的状况。

钴

人体内约有 1.5 毫克的钴，其中约 10% 用来作为维生素 B_{12} 的构成成分。钴对人体的作用是由维生素 B_{12} 决定的，可以促进造血功能，预防贫血；能活跃人体的新陈代谢，促进胰岛正常分泌，保持神经功能正常；可治疗糖尿病性神经系统疾病，缓解麻木和疼痛。可见，钴对治疗糖尿病有特殊的效果。

食物多样化，谷类是基础

人类的食物是多种多样的，有蔬菜、水果、五谷、禽蛋。但仅仅靠一类食物，并不能达到膳食均衡，只有摄入多类食物，才能满足人体各种营养的需要，达到合理营养、促进健康的目的。

对于糖尿病患者来说，均衡饮食更是非常必要。传统说法中，不吃水果，或不吃主食是不科学的，对疾病并无益。

五谷是我们国家的主食。从古至今，所讲的粮食都是五谷的统称。

谷类的优点

1. 提供丰富的碳水化合物、膳食纤维、维生素和矿物质。

2. 由于它们体积大，饱腹感强，对控制体重有利。

3. 所含的淀粉被人体消化后，要经过复杂的生化代谢，最终转化为葡萄糖，既避免了低血糖反应，又不会使血糖升高过快。

因此，每天选用较多而不是较少的碳水化合物是非常必要的，如果年轻或者活动量较大还可以适量增加。

不吃主食，危害多多

不少患者认为碳水化合物会增高血糖，因此极力限制主食。每天摄入非常少量的主食，甚至不吃主食。但是饥饿迫使他吃大量肉类或零食，而这类食物含有大量的脂质，对糖尿病患者控制病情并无帮助。因此主食必须要吃，但要吃得适量。

食物多样化，并不难做到

类别多样：膳食中应包括五大类食物：谷类及薯类，动物性食物，豆类和坚果，蔬菜、水果和菌藻类，烹调油及调味品。

品种多样：最好从五大类的每一类食物中选用多种食物，尽量制作含有多种食物的菜肴或膳食。如八宝粥、肉菜大包、水饺、春卷、青椒木耳肉片、鸡蛋饼、芹菜豆干、凉拌萝卜、青笋、海带三丝；将麦片、面包、馒头、干饭加入牛奶或豆浆中等，这些由多种食物组成的菜肴或膳食，能摄入多种营养素，充分发挥营养素互补的作用。

颜色多样：不同颜色的食物所含有的营养素有所不同，多种颜色的食物合理搭配，不仅可提高营养价值，还可增加食物的口味，促进食欲。

口味多样：食物要注意烹饪口味多样化，许多食物本身具有特有的酸、甜、苦、辣，在食用时可以进行搭配来增进食欲。

形式多样：通过不同烹饪方式可以制成形式多样的食物，例如，用蒸、煮、烙的方法可将面粉制成馒头、花卷、面条、面疙瘩、烙饼；用炖、炒、蒸、氽的方法可将肉做成炖肉、肉片、粉蒸肉、肉丸子。

 膳食纤维是否多多益善

膳食纤维属碳水化合物的多糖类，是植物细胞被人体摄入后不易被消化吸收的部分，主要来自于植物的细胞壁。过去认为它是废物，后来发现它对预防慢性病有好处，从而引起营养界的重视。

膳食纤维分为两类：水溶性纤维和非水溶性纤维。水溶性纤维包括树脂、果胶和一些半纤维。大麦、豆类、胡萝卜、柑橘、燕麦和燕麦糠等食物都含有丰富的水溶性纤维。水溶性纤维可减缓消化速度和快速排泄胆固醇，所以可将血液中的血糖和胆固醇控制在最理想的水平。此外还可以帮助糖尿病患者降低三酰甘油。

非水溶性纤维包括纤维素、木质素和一些半纤维，它们来自于食物中的小麦糠、玉米糠、芹菜、果皮和根茎蔬菜。大多数植物都会同时含有这两种纤维素，所以均衡饮食才能获益。

膳食纤维从哪里来

膳食纤维主要来源于植物性食物，如绿叶蔬菜、水果、粗粮、根茎类、豆类等，动物性食物中所含的膳食纤维较少。

一般认为，为了使糖尿病患者获得足够量的膳食纤维，除了多吃富含纤维的天然食物，在膳食中增加杂粮（如玉米、小米、燕麦片、苦荞麦粉等）和豆类、藻类、蔬菜外，必要时可吃添加膳食纤维的食物，或在常规膳食中加入富含纤维的制品。

膳食纤维，并非多多益善

在充分认识膳食纤维益处时候，也应清醒认识到膳食纤维并非多多益善。过量摄入可能造成一些不良反应。如：腹胀、消化不良；影响钙、铁、锌等元素的吸收；降低蛋白质的消化吸收率。

对于老年糖尿病患者、胃肠道功能减弱的患者、肠炎和肠道手术的患者、容易出现低血糖的患者，尤其应注意。

若突然在短期内由低纤维膳食转变为高纤维膳食，可能导致一系列消化道不耐受反应，如胃肠胀气、腹泻、腹痛等。因此，添加膳食纤维时要注意循序渐进，并同时增加饮水量。

♡ 糖尿病无需谈脂色变

说到脂肪，我们可能会想到香喷喷的饭菜，如果没有脂类，饭菜会少了美好的味道。但由于脂肪会产生很高的热量，因此很多糖尿病患者对脂肪望而却步。

更有不少研究证明，摄入超量脂肪会降低身体内胰岛素的活性，使血糖升高，而减少脂肪的摄入量会降低心脑血管疾病的发生。

那是不是对脂肪，我们只能忍痛割爱，避而远之呢。其实，大可不必。任何食物，只要适量食用，对身体都是有益的，脂肪也是一样。

脂肪的营养

脂肪是由碳、氧、氢三种元素组成的一类高分子有机化合物。人们平时吃的大油、花生油、大豆油、菜籽油、动物油脂等都是脂肪。对人体的生长需求来说，脂肪是必不可少的。它主要具备以下几个营养功效：

1. 供给热量。1 克脂肪在机体内氧化可产生热 37.7 千焦，为同质量糖和蛋白质的 2 倍多，因而存脂即可氧化供热。因而脂肪被称为"人体能量库"。

2. 供给人体必需的脂肪酸，保证人体代谢活动的正常运行。

3. 参与构造组织。脂肪是构成脑组织、脑神经和机体细胞膜等的重要成分。

4. 蛋白质的庇护者。膳食中脂肪充足，就无需动用蛋白质供热，从而使蛋白质发挥更大的功用。

5. 充当脂溶性维生素的溶剂。脂溶性维生素 A、维生素 D、维生素 E、维生素 K，只有溶解在脂肪中才能被人体吸收利用。如果缺乏脂肪，便会造成人体脂溶性维生素的缺乏。

脂肪的每日摄取量

一般标准体重者每日每千克体重摄入 0.6～1.0 克，占总热量的 20%～30%，折合脂肪为 40～60 克。肥胖患者，尤其有血脂异常者，或有冠心病、动脉硬化者，脂肪摄入量宜控制在总热量的 30% 以下。

植物油、动物油，如何取舍

脂肪主要分为动物性脂肪和植物性脂肪。动物性脂肪有牛油、猪油等，以及肉、乳、蛋中的脂肪。动物性脂肪中含饱和脂肪酸多，可使血清胆固醇升高。植物性脂肪包括菜籽油、花生油、豆油、玉米油等。植物性脂肪中含不饱和脂肪酸多，可以促进胆固醇代谢，有预防心脑血管病的作用。在限制脂肪总量的前提下，应尽量用植物油，每日限量为 18～27 克。

最好的降糖药是均衡的营养

所谓营养均衡，指人在一天之内应保障四类食物的摄入，即五谷、蔬果、乳类和肉类。这四类食物为人体提供每天需要的七大营养素，包括水分、糖类、蛋白质、脂肪酸、维生素、矿物质和膳食纤维，因此这四类食物合称"均衡的食物"。

蛋白质： 是构成人体一切组织细胞的基本物质，生命的产生、存在和消亡，无一不与蛋白质有关。没有蛋白质便没有生命。

脂肪： 脂肪分为中性脂肪和类脂两类，由脂肪酸构成，脂肪酸可分为饱和脂肪酸和不饱和脂肪酸，有的不饱和脂肪酸如亚油酸和 α - 亚麻酸在体内不能合成，必须由摄入的食物供给，又称为必需脂肪酸。

糖类： 因其含有碳、氢、氧比例又和水相同，故又名碳水化合物。糖类分为单糖、双糖、寡糖、多糖等。糖类在人体内主要以糖原的形式储存，量较少，仅占人体体重的 2% 左右。

无机盐： 也叫矿物质，是构成人体的除氧、氮、氢、碳外的其他各种化学元素，其中含量较多的有钙、镁、钠、钾、磷、硫、氯 7 种。

维生素： 是维持机体健康所必需的一类低分子有机化合物。这类物质在体内既不构成人体组织的原料，也不是能量的来源，但是对体内物质代谢起着重要的调节作用。人体对其需求量很少，每日仅仅需要几毫克或几微克，但维生素不能在体内合成，或合成量不足，必须由食物供给。

膳食纤维： 是一种特殊的营养素，其本质是碳水化合物中不能被人体消化酶所分解的多糖类物质。膳食纤维有数百种之多，其中包括纤维素、半纤维素、果胶、木质素、树胶和植物黏胶、藻类多糖等。

水分： 水是人体不可缺少的组成部分，占成人体重的 2/3，是维持人体正常的生理活动，与生命息息相关，人体可以几天甚至 1~2 周不进食，但不能几天缺水，一旦失去 20% 的水分，就无法维持生命。

这七类营养素在人体内各司其职，各显神通，相互协调，相互制约，共同完成人体的各种生理活动。

人类的食物多种多样，平衡膳食必须由多种食物组成才能满足人体的需要，达到合理营养与促进健康的目的。在多钟食物中，最重要的是谷类及薯类，谷类包括米、面、杂粮，薯类包括马铃薯、红薯、木薯等，它们主要提供糖类、蛋白质、膳食纤维及 B 族维生素。要尽量避免只吃副食、不吃主食的倾向，注意粗细搭配，保证一定粗杂粮的供给。如果主食摄入量不足，副食进食太多，容易导致脂肪和胆固醇的摄入量也相应增多，从而引起肥胖及并发症。因此要避免无限量地进食副食，而应适量进食主食。许多人习惯用蔬菜、水果代替主食，这也是不科学的，因为蔬菜、水果提供的营养与主食提供的营养有较大的区别，互相不可替代。

有研究表明，合理科学的膳食是控制血糖、恢复身体健康的重要因素。而由于不合理的饮食控制所导致的低血糖、酸性尿、营养不良是破坏糖尿病患者健康的三大重要问题，是形成各种并发症的主要原因，其危害程度远远超过了高血糖。

综上所述，只有达到营养均衡才能保障身体健康。如果平时能完整均衡地摄取人体所需的各种维生素、矿物质等营养素，就可以提高自身的抵抗力，避免疾病侵害，保持活力与健康。

 ## 吃对食物，四季安康

一年四季，更迭交替。四时气候的变化，对人体产生不同的影响。根据季节变化来养生保健，是自古先人就遗留下来的养生文化，至今仍然被人们所遵循。

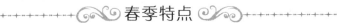
春季特点

指从立春之日起，到立夏之日止，包括立春、雨水、惊蛰、春分、清明、谷雨6个节气。春天，寒气渐退，气候转暖，万物复苏，温热毒邪开始活动，致病的微生物、细菌、病毒等，随之生长繁殖，据调查发现，儿童糖尿病发病以寒冷的冬、春季为高峰。要抓住时机春治苦夏、春治脚癣及糖尿病患者头痛，以使糖尿病患者避免其困扰。

饮食要点

在饮食方面，宜适当多吃些能温补阳气的食物。

韭菜，虽然四季常青，终年供人食用，但以春天吃最好，正如俗话所说："韭菜春食则香，夏食则臭。"春天多吃些韭菜，可增强人体脾胃之气，从这个角度来说，也宜多食韭菜。由于韭菜不易消化，一次不要吃得太多。此外，胃虚有热，下部有火和消化不良者，皆不宜食用。

大蒜，不仅具有很强的杀菌力，还对由细菌引起的感冒、腹泻、肠胃炎、扁桃体炎有明显疗效，还有促进新陈代谢、增进食欲、预防动脉硬化和高血压的作用。尽管吃大蒜对身体颇有裨益，但生吃过多也不利于健康。生食大蒜必须注意以下几点：不可空腹生食和食后喝过热的汤、茶；应隔日少食，每次以 2 ~ 3 瓣为限；肝、肾、膀胱有疾者在治疗期间应免食；心脏病和习惯性便秘者应注意少食；不可与蜂蜜同食。

葱，是人们制作菜肴的一种常用调味品。其营养丰富，在冬、春季呼吸道传染病和夏、秋季肠道传染病流行时，吃些生葱有预防作用。生食生葱时会给人口腔留下葱味，可用浓茶漱口或咀嚼几片茶叶即可除去葱味。

山药，因含有较多的淀粉，煮熟后可代替粮食食用。山药既可食用，又可药用，尤以春天食之最佳。

菠菜，是春天蔬菜的主要品种之一，营养丰富，蔬药兼优。但不宜过量，因为菠菜含有草酸，草酸进入人体后，与其他食物中含的钙质结合，形成一种难溶解的草酸钙，而不利于人体对钙质正常吸收。可在做菜前先焯一下以去掉部分草酸。

荠菜，含有丰富的氨基酸、蛋白质，多种维生素、糖类、无机盐类及钙、磷、钾、铁、锰等多种有益成分。荠菜的吃法多种多样，无论炒、煮、炖、煎、还是做馅做汤，或做成春卷，吃起来皆清香可口，鲜而不俗，别有一番风味。

莴笋，含有多种维生素和无机盐，其中以铁的含量较丰富，因莴笋中的铁在有机酸和酶的作用下，易为人体吸收，故食用新鲜莴笋，对治疗各种贫血非常有利。春笋质量尤佳。一些人吃莴笋，常把莴笋叶扔掉，这是一种很大的浪费，因为莴笋叶的营养成分高于莴笋，其中胡萝卜素高 100 多倍，维生素 C 高 15 倍。

推荐食谱

归杞甲鱼汤：当归 9 克，枸杞子 9 克，熟地黄 6 克，麦冬 6 克，女贞子 6 克，山药 6 克，陈皮 6 克，甲鱼 1 只。葱、姜各适量。将甲鱼宰杀、开膛，去内脏，洗净。将各味中药以纱袋盛之，置于甲鱼体腔内，放入砂锅，加适量水及葱、姜，文火炖至熟烂，取出药袋。吃鳖饮汤。功用养阴清热，益精补血。适宜于骨蒸潮热、肝肾虚损，精血不足，腰痛、头晕，耳鸣，消渴等。

误区

有的人在蔬菜少的春天，常常用多吃些水果的方法来代替蔬菜，这种做法不可取，因为水果不能代替蔬菜。尽管水果和蔬菜确有不少相似之处，如，都含有较丰富的维生素、膳食纤维和无机盐，但两者毕竟有区别。虽然水果和蔬菜都含有糖类，但水果所含的多是葡萄糖、蔗糖和果糖等一类化学上称为单糖和双糖的糖类，而蔬菜所含的糖类则多是淀粉一类的多糖。前者进食后，胃和小肠可以不加消化或稍加消化，便很快进入血液，如果食用过多，会使血液中的血糖急剧上升，进而刺激胰腺分泌大量的胰岛素，使精神不稳定，出现头昏脑涨、疲劳乏力等症状。而且葡萄糖、果糖大量进入肝脏后，很容易转化为脂肪，使人发胖。而后者多是淀粉，需要各种消化酶消化分解之后才被逐渐吸收，因而使体内血糖稳定，有利于身体健康。多吃水果代替蔬菜，特别是糖含量较高的甜味水果，对糖尿病是有害而无益的。

夏季特点

从立夏之日起，到立秋之日止。其间包括立夏、小满、芒种、夏至、小暑、大暑6个节气。在一年四季中，夏季是一年里阳气最盛的季节，气候炎热而生机旺盛。对于人来说，此时是新陈代谢旺盛的时期，同时又要注意保护人体的阳气。夏季更是治疗糖尿病的大好时机，要抓住时机对糖尿病进行科学治疗。

饮食要点

夏季饮食宜清淡，少吃油腻、辛辣生火之物。采用绿豆、扁豆、莲子、荷叶等加入糯米一并煮粥，凉后食用，可健脾胃、祛暑热。

夏季最佳调味品是食醋。酷夏热、出汗多，多吃点醋，能提高胃酸浓度，帮助消化和吸收，促进食欲。醋还有很强的抑制细菌能力，短时间内即可杀死化脓性葡萄球菌等。对伤寒、痢疾等肠道传染病有预防作用。夏天人易疲劳、困倦不适等，多吃点醋，很快会解除疲劳，保持充沛的精力。夏季人体需要大量的维生素 C，倘若在烹调时放点醋，不仅味鲜可口，且有维护维生素 C 的功效。吃凉菜时放点醋，可使你的食欲大增，有助消化、杀菌、解毒和预防肠道疾病。

少吃烧烤油炸类的食物，多饮西瓜翠衣汁、绿豆汁，如果是冰镇的饮料，喝的时候一定要慢，也可以吃一些冰淇淋，这也是一种较好的降温方法。只是在吃的时候注意慢慢地含在嘴里，时间要长些，等它化了再吞下去。

补充维生素。夏天喝大量的水和冷饮，流汗也多，易导致 B 族维生素缺乏。B 族维生素是将食物中的糖类转换成葡萄糖的媒人，而葡萄糖提供脑部与神经系统运作所需的能量；少了它，体内的能量供应不足，人表现得无精打采。B 族维生素最丰富的来源是所有谷类，如小麦胚芽、黄豆、糙米等，因为种子发芽时需要这种维生素。

烟酸，又名维生素 P，负责糖类新陈代谢，并提供能量，缺乏烟酸会引起焦虑、不安、易怒，所以夏天常常觉得烦躁。富含烟酸的食物有青花鱼、旗鱼、鸡肉、牛奶等。

补充维生素 C，暑热其实也是一种压力来源，可以补充抗压的维生素 C，在夏天自制芹菜汁、凤梨汁等各种果汁，既可补充水分，也可以多补充丰富的维生素 C。

推荐食谱

姜盐茶：用生姜、食盐和茶叶用开水泡成。生姜主发散，可使人体毛孔处于张开状态，既出汗又散热，有利于调节体温；食盐可补充机体的氯化钠，保持体液酸碱平衡，预防肌肉痛性痉挛；茶叶中含有多种维生素和矿物质，能兴奋神经，维护循环系统的正常运转。三者配伍，实为止渴生津、解热祛燥的家常好饮料。常饮之，对预防感冒大有益处。盐茶中的生姜应选用鲜嫩新姜，食盐以平日口感为度，茶叶宜用绿茶，冲泡时水温以 70℃ ~80℃ 为好。

禁忌

糖尿病患者忌食冷饮、西瓜、芒果等高糖水果及夜宵。冷饮中一般都含有较多的糖。糖尿病患者如果食用冷饮，可使血糖升高，病情加重，而且还容易引起肥胖等疾病。肥胖会使体内糖和脂肪代谢失调，引发各种疾病。据统计，肥胖者冠心病的罹患率是正常人的 2 ~5 倍，糖尿病的发生率高出正常人 5 倍。

❧❧❧ 秋季特点 ❧❧❧

从立秋之日起，到立冬之日止，其间经过处暑、白露、秋分、寒露、霜降 6 个节气。秋天是气温多变的季节，热、燥、寒气候皆有，因秋季气候变化较大，若不谨慎起居，便会患病，一定不要掉以轻心。要注意对支气管哮喘、便秘、疟疾、皮炎、咽炎等疾病的预防和治疗，以避免诱发高血糖或糖尿病。

饮食要点

秋季气候干燥，空气温度低，汗液蒸发快，应多补充些水分以及水溶性维生素 B 和维生素 C，平时可多吃苹果和绿叶蔬菜，以助生津防燥、滋阴润肺。

秋天不应贪食瓜果，以防损伤脾胃。也应少用葱、姜、蒜、韭菜及辣椒等温燥食物，否则夏热未清，又生秋燥，易患温病热证。

适当吃些高蛋白食物，如牛奶、鸡蛋和豆类等，使大脑产生一种特殊物质，可消除秋季抑郁情绪。

一到秋天，气温逐渐下降，人们便习惯地想到要补身。最适宜秋季的滋补方法是补素食。素食虽便宜，但在营养上却有许多独到之处，是不少动物性食品所无法比拟的。适合秋季食用的食品有：包心菜、红薯（特别是黄心的红薯）、藕、百合、山药、白扁豆、栗子、胡桃、花生、红枣。此外，秋季还适合食用梨、荸荠、胡萝卜、荠菜、平菇、海带、番茄、兔肉，进补则适宜食用黄芪、人参、沙参、枸杞子、何首乌等（注：糖尿病患者进食山药、白扁豆、胡萝卜等淀粉含量高的蔬菜时要减少部分主食）。

经历"苦夏"食欲缺乏的糖尿病患者可以在食欲转好的季节适当增加一些营养摄入，但应注意：一方面，不要短时间内超量食用任何食物，即使最有营养的食物对糖尿病患者来讲也不要"超量"，否则可能带来危险；另一方面，糖尿病患者不要把所有的目光都集中在"糖"上，含糖高或低并不是选择食物的唯一标准，注重合理的膳食结构，保证营养平衡才是最重要的。一是大豆及其制品；二是莜麦面、荞麦面、燕麦面、玉米面和杂豆等粗粮、杂粮；三是含淀粉低的叶茎类、瓜果类蔬菜；四是含糖少的水果；五是鱼类、鸡肉、瘦肉。这五类食物包括了所有食物类别，是合理膳食的基础，正所谓"五谷杂粮好奔秋"。

推荐食谱

杏仁萝卜猪肺汤：杏仁5克，北沙参15克，川贝母3克，梨皮18克，冰糖3克，煎水代茶饮。

宁嗽定喘饮：山药80克，甘蔗汁80克，酸石榴汁15克，生鸡蛋黄4个。先将山药煎取清汤，再将另外3味调入汤中，分3次温服。

特别提示

贴秋膘也需有个度

糖尿病患者在"贴秋膘"时，也要有个"度"。不仅要限制进食数量，更要注意日常饮食安排合理，主食副食搭配均匀，每餐都应有含糖类、脂肪、蛋白质的食物。既要平衡膳食，又不能暴饮暴食。除鱼油外的其他动物性油脂、干果类食物对于合并心血管疾病的糖尿病患者要限量食用，而体重超重的糖尿病患者则更要注意严格控制饮食。

从立冬日开始，经过小雪、大雪、冬至、小寒、大寒，直到立春的前一天为止。现代气象医学研究认为，寒冷的气候会使许多疾病比平常更容易侵袭人体，特别是那些严重威胁生命的疾病，如脑卒中、心肌梗死等，不仅发病率明显增高，而且病死率亦急剧上升。所有这些，都说明了在寒冷的冬天，人们必须重视防寒保暖，加强对糖尿病足、冻疮的预防。

饮食要点

冬季多吃一些甘温性味之品，如玉米、高粱米面食品搭配些米面。稀粥中放些芸豆、赤小豆等。蔬菜选择大白菜、胡萝卜、藕、豆芽菜等，肉类吃些羊肉、狗肉、鸡肉等温补阳气的。

烹制的食品味道应五味相配，略浓些。禁忌偏食或多食，多食些新鲜蔬菜如胡萝卜、油菜、菠菜、豆芽等。冬季是人体维生素 C 缺乏症的多发季节。最好的办法是多吃些质地脆嫩、味道鲜美、营养丰富的黄豆芽，因为黄豆芽的维生素含量特别丰富，而且黄豆芽里还保存了大豆的全部营养成分。

食物选择首要原则是讲究多样化，如蔬菜即可以叶类蔬菜、根茎类蔬菜、瓜茄类蔬菜、鲜豆类蔬菜等几大类中选择。

推荐食谱

洋葱粥： 洋葱 300 克，粳米 500 克。将洋葱去老皮，洗净切碎，与粳米共入砂锅中煮粥。待粥熟时，酌加精盐等调味品即成。此粥具有降压降脂、止泻止痢作用，且能提高机体免疫能力，防癌抗癌，是心血管患者和胃肠炎、糖尿病、癌症患者的保健食品。注意事项：洋葱辛温，热病患者慎食；洋葱所含香辣味对眼睛有刺激作用，患有眼疾者，不宜切洋葱。

特别提示

维生素家族大集合

研究人员发现，老年人易患糖尿病与各种维生素缺乏有关。抗糖尿病的药物具有与维生素 E 类似的抗氧化作用。虽然现在的冬季蔬菜、水果品种仍很丰富，但毕竟稍少些。应该适量补充一些维生素。

维生素 B_1： 糖尿病患者经常处于高血糖状态，糖代谢过程要消耗维生素 B_1。因此必然经常处于潜在性不足状态。维生素 B_1 不足可引起周围神经功能障碍，严重时发生韦尼克脑病（急性出血性脑灰质炎），周围神经功能障碍是糖尿病患者常见症状；同时糖尿病患者体内维生素 B_1 水平明显低于正常人，因此糖尿病患者适当补充维生素 B_1 是有益的。

维生素 B_6： 维生素 B_6 与糖原异生、糖酵解等相关的辅助作用有关。研究发现，维生素 B_6 不足的大鼠体内肝糖原储存量减少、乳酸脱氢酶活性下降，胰岛素分泌不足，胰腺 B 细胞发生变性。维生素 B_6 可使人体组织代谢正常进行，缓解由于糖尿病引起的肾脏病变；同时维生素 B_6 还能预防糖尿病性视网膜病变、减少血中糖化血红蛋白，改善糖耐量。

维生素 C： 因缺乏维生素 C 而导致维生素 C 缺乏症的豚鼠，糖耐量显著下降。因维生素 C 缺乏症引起的血管病变和糖尿病引起的血管病变有相似之处，因此维生素 C 可能有预防糖尿病性血管病变的作用；并能预防糖尿病患者发生感染性疾病。

维生素 E： 研究发现，糖尿病患者血中糖化血红蛋白增加的同时，维生素 E 浓度也随之升高。之所以如此，是适应血糖变化，为防止过高血糖引起的有害作用而出现的反应。如果维生素 E 不随之增加、平衡被破坏，则血管内皮细胞将遭到破坏，并伴随低密度脂蛋白胆固醇在血管壁进行氧化反应，而引起血管并发症。

研究表明，吃维生素 E 可以改善 1 型糖尿病患者的血流状况。1 型糖尿病的患者通常是儿童和年轻人，由于缺乏胰岛素而致病，胰岛素则是调节血糖或葡萄糖的一种激素。以前的研究已经表明，糖尿病患者内皮功能受到削弱，正是这层薄薄的细胞层，排列着血管，控制着血流，全靠松弛和压缩血管达到目的。为了调查维生素 E 是否能改进 1 型糖尿病患者的内皮功能，澳大利亚的研究者给 41 位患者 1000 个国际单位的维生素或安慰剂，连续 3 个月之久。研究人员使用超音波设备测量患者的血流状况，发现那些服用维生素 E 的患者，相比安慰剂组患者，血流状况得到了改善。

适当补充上述维生素对糖尿病患者是有益的，但并非越多越好，超量使用也可能引起不良后果。

第三章
常见并发症的餐桌营养

 糖尿病肾病

糖尿病肾病是指糖尿病本身引起的肾脏损害，临床上以糖尿病患者出现持续的蛋白尿为主要标志。糖尿病肾病是糖尿病患者最常见的慢性并发症之一，也是造成残疾或死亡的重要原因之一。

饮食要点

1. 控制蛋白摄入量。糖尿病肾病营养治疗的重点是限制蛋白质的摄入量，限量多少要视肾功能损伤程度而定。

（1）早期糖尿病肾病：患者的肾小球滤过率尚可保持正常，蛋白质供给量为每千克体重不超过 1 克，日总量为 50～60 克。

（2）临床糖尿病肾病：患者的肾功能较差，其供给量为每千克体重 0.6～0.8 克，日总量为 40 克左右。

（3）尿毒症期：其供给量为每千克体重 0.5～0.6 克左右，日总量为 30 克左右。

采用低蛋白质饮食时，在限量范围内应多选用富含必需氨基酸的动物性食物，如乳、蛋、瘦肉等，少用含非必需氨基酸较多的植物性食物，如豆类、谷类等。若尿蛋白丢失较多，可以在饮食中每日试加鸡蛋 1 个或鸡蛋清 2 个，必要时还可以补充必需氨基酸或 D－酮酸，以防止出现负氮平衡（需在临床医生的指导下使用）。

2. 能量要充足。热能和碳水化合物供给量要满足机体需要，以减少蛋白的分解。米、面等谷类主食可用部分麦淀粉或马铃薯淀粉制成的主食代替。其中麦淀粉含蛋白质约 0.4%，低于通常的谷类食品。

3. 控制水钠平衡。对于轻度水肿、轻度高血压或已经发展到慢性肾功能不全的患者来说，还应限制食盐的摄入量，应每日仅食用 3 ~ 5 克，当水肿较为严重时可采用无盐或低钠饮食。同时，酱油、咸菜、咸鸭蛋等含盐食品也应当限制食用。患者可根据水肿程度和小便量适量饮水，盲目限制饮水会加重肾脏的负担，导致病情恶化，通常每日饮水量为昨日排尿量再加上 500 毫升。

4. 调整钙、磷、钾等的摄入。结合病情和临床生化指标，还应考虑补充和调整钙、磷、钾、各种维生素以及其他营养素。肾脏损害会使磷的排泄减少，导致血磷升高，而且维生素 D 的合成能力减退，会影响到钙的吸收，使血钙浓度降低，容易出现骨质疏松和肾性骨营养不良症。因此，要摄入高钙低磷饮食。若血钾正常，而且每日的尿量大于 1000 毫升，则不必限制含钾食物的摄入。一旦出现尿量减少或血钾升高，则应少吃含钾高的食物，如油菜、菠菜、香菇、韭菜、银耳、木耳、海带、紫菜、桃、柚子等。

推荐食谱

玉米赤小豆粥： 鲜玉米粒 40 克，赤小豆 25 克，黑芝麻 4 克，盐适量。先将玉米粒和赤小豆入锅，加适量水，用武火煮 5 分钟，改文火煮至烂熟，加入黑芝麻、盐。适用于脾胃虚弱、水湿内停者。

鲫鱼白扁豆粥： 鲫鱼肉 200 克，白扁豆 25 克，小米 30 克，盐、葱花各适量。将小米、白扁豆洗净，加适量水，用武火煮 5 分钟后，改文火煮至八成热，放入鲫鱼肉，煮至烂熟，撒少许葱花、盐。适用于气阴不足、纳差口干者。

链接阅读　　快捷省火的煮粥方法

煮粥时不要胡乱搅拌，在武火将粥煮沸时，一定要用勺不断搅拌，将米粒间的热气释放出来，粥才不会煮成糊状，也不会粘锅；当煮沸后用文火慢熬时，就应减少翻搅，否则会将米粒搅散，使粥变得太过黏稠。还有一种不粘锅的方法，就是把水烧开后在下米，这样即使不搅拌，也不会粘锅了。

糖尿病周围神经病变

糖尿病周围神经病变是糖尿病最常见的慢性并发症之一，也是糖尿病患者致残的最常见的原因之一。糖尿病性周围神经病变常与糖尿病肾病、糖尿病视网膜病变并存，统称为糖尿病"三联病症"。

饮食要点

1. 严格控制总热量，保证血糖平稳。因为良好的代谢控制是糖尿病周围神经病变治疗的基础。

2. 多吃富含维生素的食物，特别是富含维生素 C、B 族维生素和维生素 E 的食物。因为这些食物具有抗氧化应激等作用，有助于延缓病情进展，减轻症状。

3. 坚决戒烟。因为吸烟可导致小血管痉挛，局部缺血缺氧程度加剧，从而加重病情。

4. 在日常的膳食中可增加一些具有活血化瘀功效的药食。

推荐食谱

杏仁木瓜鱼尾汤：木瓜 500 克，草鱼尾 1 个，杏仁 30 克，姜丝、葱、食盐、味精各适量。将木瓜、鱼尾、杏仁一起放入煲里，加适量水，先用武火煮沸，再改用文火煲 3 小时，加入调味品即可。该汤具有祛湿舒筋、止咳化痰之功效，适用于湿热不化导致的肢体麻木、感觉异常，或胃痛、消化不良者。

当归蹄膝汤：猪蹄 1 只，竹笋 100 克，香菇 3 个，当归、牛膝、黄芪各 10 克，杜仲 15 克，生姜 3 片，葱、姜、蒜、盐各适量。将猪蹄用热水洗净，入锅后加适量水，放入葱、姜、蒜、盐，慢火炖。将药材加水 2 碗，煎成 1 碗。香菇水浸后切丝，竹笋切成块。待猪蹄煮烂后加入药汁、香菇、竹笋共煮。该汤能行气活血、强健腰脚，适用于风湿气虚、瘀血阻络所致的步态不稳、肢体麻木、头晕头疼或肢体感觉异常者。

链接阅读

猪蹄一般用于炖汤、烧、卤。事前要检查好所购猪蹄是否有局部溃烂现象，以防口蹄疫传播给食用者，然后把毛拔干净或是刮干净，剁碎或剁成大段骨，连肉块带碎骨一同与配料入锅。

很多产妇用猪蹄汤来催乳，食材是猪蹄 1 对，通草 6 克，王不留行 30 克，同煮食，并饮其汁。

糖尿病视网膜病变

糖尿病视网膜病变主要是由于糖尿病引起视网膜缺血、缺氧所致，是常见的糖尿病微血管并发症，其发生和糖尿病病程有明显的相关性。大多数糖尿病患者在患病 15～20 年后出现视网膜病变。糖尿病视网膜病变已成为糖尿病患者致盲的主要原因之一。

饮食要点

1. 严格控制每日摄入的总热量。

2. 多吃富含维生素 C 的食物，因为它们的抗氧化应激作用可延缓视网膜病变的发展，减少失明的发生率。

3. 宜食用滋阴降火、补益肝肾的食品，如木耳、枸杞等。

4. 忌饮浓茶和咖啡，少食辛辣和油腻的食物。

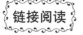 **功过参半话咖啡**

据研究，一般人喜欢喝咖啡，是因为咖啡中的咖啡因有明显的提神作用，饮用后让人感到神志清醒，大脑兴奋。这是由于咖啡因的分子结构与人体内的一种可抑制神经冲动的化学物质——化学苷的分子结构非常接近，另外与咖啡有利尿强心、帮助消化和促进新陈代谢的作用可能有关。

另外一项研究指出，长期适量饮用咖啡饮料，有恢复青春活力的功能，对儿童多动症也有较好的辅助疗效。对于接触光波、电波、磁波等过量辐射的人来说，咖啡因有防辐射的功能。

虽然喝咖啡有一定益处，但对于咖啡的批判还是蛮多的。研究者主要认为咖啡会在以下方面对人体产生不利影响：一是认为饮用的咖啡因如超过 10 克（一杯饮料中约含 100～150 毫克）会致人死亡；二是常饮咖啡如果"上瘾"，会对咖啡因产生依赖性，一旦停饮，会使大脑受到抑制，出现血压降低及剧烈头痛等症状；三是过量饮用咖啡且无节制地长期嗜饮，其肾上腺素水平可升高 32% 以上，其去甲肾上腺素可升高 12% 以上，血压升高可达 3% 以上，这样会增加患冠心病的危险；四是儿童和孕妇过饮咖啡会加大骨内钙质的流失，或对胎儿有潜在的威胁；五是咖啡提神对人体也有负面影响，因为过度兴奋之后必然会出现精神疲惫不堪、昏昏欲睡，这对应付复杂工作而又需要短期记忆的人是有害的。

看来，咖啡是个功过参半的话题食物，要发挥它的优势，而避其劣势，喝咖啡需要注意下列事项：晚上最好不要饮用咖啡；白天酒后也不能饮咖啡；不能一边抽烟一边饮咖啡；每次饮用咖啡不能超过 10 克（含咖啡因 0.1 克），每天不超过 3 杯；常饮咖啡要注意补钙，即在平时要多吃一些豆制品、紫菜、虾皮、油菜等含钙丰富的食物等；患有动脉硬化、高血压、心脏病和胃溃疡的人以不饮咖啡为宜；喝咖啡时要限制糖量，以防血清胆固醇、蛋白质及中性脂肪的浓度增高，并会促进动脉硬化；糖尿病患者要慎饮咖啡；服药时不可喝咖啡。

推荐食谱

银杞明目汤：水发银耳 15 克，枸杞子 5 克，鸡肝 100 克，食盐、味精、淀粉、葱、姜各适量。将鸡肝洗净，切成薄片，放入碗内，加淀粉、葱、姜、食盐拌匀。银耳泡发后去蒂洗净，撕成小块。将清汤、食盐、味精放入锅中烧热，随后放入银耳、枸杞子、鸡肝煮沸，撇去浮沫。此汤滋补肝肾、明目养颜，适用于肝肾不足、视物模糊、双目昏花者。

菊花羊肝汤：鲜羊肝 200 克，菊花 50 克（干品 15 克），鸡蛋 1 个，食盐、味精、淀粉、香油、烹调油、葱、姜各适量。将羊肝洗净后切成薄片，菊花泡开，鸡蛋去黄留清与淀粉共调。将羊肝放入热水中焯一下，加蛋清、淀粉、食盐拌匀。锅内加油烧至五六成热，下姜片炒出香味，加入清汤、羊肝、食盐煮沸，随后放入菊花、味精、葱，稍煮片刻，起锅淋香油。此汤有清热、养肝、明目之功效，适用于视物模糊、双眼干涩者。

推荐食谱

归脾麦片粥：党参、黄芪各 15 克，当归、甘草、酸枣仁各 10 克，丹参 12 克，桂枝 5 克，麦片 60 克，大枣 3 枚。将上述中药浸泡 1 小时，取出放入砂锅中煎煮后去渣取汁，再放入麦片和大枣同煮。此粥益气扶阳、养血安神、祛风止痛、利湿除痹，适用于气血亏虚、肢体麻木不温、失眠健忘者。

天葵苡仁粥：紫背天葵 50 克，薏苡仁 30 克。将天葵单包和薏苡仁同煮成粥后挑出天葵。此粥清热除湿、消毒排痈，适用于热毒内蕴、足部溃疡、流脓溢液者。

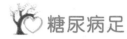 糖尿病足

糖尿病足是指糖尿病患者的足或下肢组织溃疡，骨和关节病变及其所引起的坏疽等，与神经病变、血管病变、感染以及足部结构畸形、异常步态、皮肤或指甲畸形等因素有关，是严重危害糖尿病患者的并发症。此外，高血糖、视力不佳、高龄、独居、肥胖、生活不能自理及经济状况较差等因素同样可以增加患糖尿病足的危险。

饮食要点

1. 应严格控制每日摄入的总热量，多吃些有助于维持肠道功能的食品，如对控制血糖有益的蔬菜和高纤维的淀粉和豆类食品，吃新鲜的水果而不是喝果汁。对于感染患者而言，因感染消耗大，可适当增加热量10%～20%。

2. 严格控制脂肪摄入总量，多摄入不饱和脂肪酸，避免高胆固醇饮食。

3. 蛋白质摄入量应占总热量的10%～20%，且蛋白质食物应以精瘦肉、禽肉和鱼肉为主。

4. 进食要定时定量，少量多餐，可在三次正餐外出现两次加餐，加餐的食物量是从正餐匀出的部分，应避免饱餐。

5. 坚决戒烟。

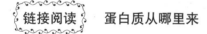 链接阅读　**蛋白质从哪里来**

人们每日从饮食中摄取的蛋白质分为植物性蛋白质和动物性蛋白质两大类。

1. 植物性蛋白

（1）谷类：谷类是我国人民膳食蛋白质的主要来源，一般含蛋白质6%～10%。谷类蛋白质的共同缺点是缺乏赖氨酸，所以谷类蛋白质的营养价值不是很高。

（2）豆类：豆类蛋白质含量较高，大豆含蛋白质达35%～40%，其他豆类蛋白质含量为20%～30%。豆类蛋白质所含的赖氨酸较丰富，但其不足之处是蛋氨酸略显缺乏。如果将谷类和豆类混合食用，则可使两者的利用率均得到提高。

（3）坚果类：如花生、核桃、葵花籽、莲子等含有15%～25%的蛋

白质。

2．动物性蛋白

（1）肉类：肉类含蛋白质 10%～20%，所含的必需氨基酸种类齐全，数量充分，属优质蛋白质。

（2）禽类：禽类蛋白质含量为 15%～20%，其氨基酸构成近似人体肌肉组织，利用率较高。

（3）鱼类：鱼类蛋白质含量为 15%～20%，因鱼类肌肉组织的肌纤维较短，加之含水量较为丰富，所以容易被消化吸收。

（4）蛋类：蛋类含蛋白质 10%～15%，主要为卵白蛋白，其次是卵磷蛋白。

（5）奶类：牛奶中蛋白质平均含量为 3.3%，主要是酪蛋白、乳蛋白和乳球蛋白。

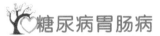糖尿病胃肠病

糖尿病合并胃肠自主神经病变时可出现胃的运动功能异常和腹泻、便秘，发病可能是糖尿病自主神经病变、糖尿病微血管病变、胃肠激素异常、胃肠运动减弱、高血糖和电解质失衡等因素共同作用的结果。

饮食要点

1．糖尿病胃轻瘫。推荐少食多餐，每日进餐 4～8 次，但要避免睡前进餐。尽量减少脂肪摄入和高纤维饮食，因为脂质和纤维可减慢胃排空，且纤维可促使粪石形成。易促使粪石形成的常见食物有橘子、柿子、可可、浆果、豆角、无花果、苹果等。

2．腹泻。宜选择少油、少渣、高蛋白、高维生素的半流食或软食，且应少食多餐，以每日 5～6 餐为宜。腹泻和排便刚刚恢复正常后，应少吃生冷之品，如生吃蔬菜、水果等。粗纤维的食品也最好少吃一些。酒、汽水、辛辣食物以及坚果均应在禁忌之列。

3．便秘。要多饮水，最好每日起床后先喝一杯白开水。可适当增加脂肪、膳食纤维、蔬菜的摄入。多吃洋葱、生萝卜、生黄瓜等产气食物，以奏利便之效。排便无力者可适当补充 B 族维生素。浓茶及刺激性食物均应在禁忌之列。

推荐食谱

橘皮粥: 橘皮50克,粳米100克。先将橘皮碾成末,待米粥煮熟时将其加入,再煮片刻即可食用。此粥燥湿化痰、理气调中,适用于脘腹胀满、食欲不振者。

姜汁菠菜: 菠菜250克,生姜25克,食盐2克,酱油15毫升,麻油3毫升,味精1克,醋1毫升,食用油1毫升。择去菠菜黄叶,削去须根保留红头,再切成6~7厘米的长段,用清水反复淘洗干净,捞出沥去水待用。生姜洗净后捣汁待用。锅内注入清水约1000毫升,烧沸后倒入菠菜略焯,约2分钟即可捞出菠菜沥去水,晾凉待用。将姜汁和其他调料倒入菠菜中,拌匀后即可食用。本菜通肠胃、生津血,适用于糖尿病肠燥便秘者。

链接阅读　橘皮的妙用

橘子皮也叫陈皮,是一味中药。橘子皮中含有大量的维生素C和香精油,将其洗净晒干与茶叶一起冲饮,气味清香,而且理气提神。熬粥时,放入几片橘子皮,吃起来芳香爽口,还能起到开胃的作用。烧肉或烧排骨时,加入几片橘子皮,味道鲜美而且又不会感到油腻。橘子皮还能做成糖橘皮、橘皮酱等美味小吃。

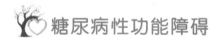
糖尿病性功能障碍

正常的性生活需要心理、内分泌、神经、血管等多方面的协调作用才能实现。其中任何一个环节受损,都会导致性功能障碍的发生。糖尿病性功能障碍可分为性欲低下、勃起障碍、早泄、射精异常及高潮缺乏等多种类型,其中男性患者以勃起障碍(俗称阳痿)多见,女性患者以性欲低下多见。

饮食要点

1. 要辨证用餐,肾阳虚者可选用温肾助阳的热性食物,忌阴寒之品;肾阴虚者宜食滋阴清相火的食物,忌食燥热之品;湿热肝郁、气滞血瘀者不可盲目服用补品,应以清热祛湿、疏肝理气、活血化瘀为主。

2. 不可大量食用温燥助阳之品,以免耗气伤津。

3. 忌食破气消积、阴寒的药膳。

4. 戒烟，限酒。

推荐食谱

枸杞牛鞭：枸杞 30 克，牛鞭 100 克，葱、姜、盐等调料各适量。将枸杞、牛鞭洗净切片，一起放入砂锅内，放入葱、姜，加水 500 毫升，用武火煮沸后，改用文火煮至牛鞭熟烂，拣去葱、姜，加入盐等调料调味，再煮 5 分钟即可。本品能补肾壮阳、强筋壮骨，适用于糖尿病患者由于肾虚所致性功能低下、性高潮障碍、阳痿早泄者。

参芪羊肉：党参 20 克，黄芪 20 克，羊肉 500 克，葱、姜、盐等调料各适量。将党参、黄芪切片，用纱布包好。羊肉洗净切块，与药包一起放在蒸碗内，加入姜、葱及骨汤 500 毫升，盖严上笼屉蒸 2 小时。拣去葱、姜、药包，加入盐等调料再蒸 10 分钟即可食用。本品能温中补虚、健脾益气，适用于糖尿病性欲低下属气血亏虚者。

链接阅读　羊肉 & 羊奶

民间有"要想长寿，常吃羊肉"的说法。羊肉是人们食用的主要肉类之一，蛋白质含量高于猪肉，而脂肪、胆固醇的含量又比猪肉低，且补气滋阴，是冬季滋补的好食材。说到羊肉，就不得不提到近几年很火爆的羊奶，据研究发现，婴儿常喝的牛乳粉从很多方面看并不如羊奶粉，于是很多妈妈开始把目光转向羊奶。

而对于糖尿病患者来说，羊奶也是人间珍品。《食疗本草》中记载："羊乳补肺、肾气，亦主消渴。"羊乳性温，饮后不上火。《本草纲目》也说："羊乳甘温无毒，补寒冷虚乏，润心肺，治消渴。"羊乳的蛋白和脂肪含量比牛奶要高，而含糖量却要低，非常适合糖尿病患者。

糖尿病合并高血压

糖尿病患者高血压的发生率明显高于一般人群，而且发生得早，发生率随着糖尿病患者年龄的增加而增高。糖尿病合并高血压的最大危险，是加速了大动脉粥样硬化，这是糖尿病患者因冠心病致死的重要危险因素。1 型糖尿病患者最常见的是肾性高血压，2 型糖尿病患者则常在确诊时便存在高血压，其中大多数属于原发性高血压。

饮食要点

1. 限盐。限制钠盐的摄入可以降低血压。轻度高血压患者每日食盐的摄入量应控制在 3 ~ 5 克，中度高血压患者应控制在 1 ~ 2 克，重度或急进性高血压患者应采用无盐饮食。同时，应限制酱油、咸菜、咸鸭蛋等含盐食品的摄入。

2. 控制体重。每天的热量供应应在 0 ~ 104.6 千焦/千克体重，力争把体质指数控制在理想范围内（BMI = 18.5 ~ 23.9 千克/米²）。

3. 复合饮食。在糖尿病饮食的基础上，多吃蔬菜和水果，以增加钾、镁的摄入。限制脂肪的摄入，选择低胆固醇（< 300 毫克/日）、低饱和脂肪酸、高纤维、高钙的饮食。

4. 其他。戒烟酒，少食刺激性食物，如咖啡、浓茶等。

推荐食谱

冬瓜赤豆粥：冬瓜 100 克，赤小豆 200 克。先将赤小豆熬成粥，待粥快熟时加入切成块的冬瓜，焖熟后食用。本粥清热利水，适用于糖尿病合并高血压且水肿较重属于湿热证型者。

降压茶：罗布麻叶 6 克，山楂 15 克，五味子 5 克。将上述三味用开水冲泡饮用。该茶清热平肝、活血化瘀、生津止渴，适用于糖尿病合并高脂血症、高血压、冠心病者。

> 〔链接阅读〕 **降压降糖茶罗布麻**
>
> 罗布麻茶主产区在新疆，这种茶营养功效很多，如降压、预防失眠、抗衰老等。对于糖尿病患者，也具有神奇的功效。槲皮素为罗布麻的主要有效成分之一，有明显的利尿作用。罗布麻茶含有很高的镁，每 100 克含镁达 930 毫克，而镁元素与胰岛分泌胰岛素有直接的关系，胰岛素是由缩胆囊素刺激后释放的，而缩胆囊素则需要镁来激活，所以饮用罗布麻茶对糖尿病有辅助治疗的效果。

❤ 糖尿病合并高脂血症

脂代谢异常是引起动脉粥样硬化的主要危险因素，其危险性超过高血压、胰岛素抵抗、糖耐量低减、腹型肥胖等。许多科学试验研究证实，降脂治疗可以减少糖尿病患者发生心血管病的几率。所以，糖尿病患者除了要控制血糖外，还应该纠正脂代谢的异常。

饮食要点

1. 控制总热量，达到并维持理想体重。

2. 限制饱和脂肪酸和胆固醇的摄入，少吃坚果、动物内脏、肥肉等。可适当多摄入富含不饱和脂肪酸的食物，如三文鱼、沙丁鱼、金枪鱼等海鱼。

3. 多食用富含纤维素的食物，尤其是可溶性的膳食纤维，如果胶、燕麦、蔬菜、海带、木耳等，每日摄入量要大于35克。

4. 可适当多吃些有降脂作用的食物，如洋葱、大蒜、香菇、木耳、海带、紫菜、山楂等。

5. 戒烟限酒，改变不良的生活方式。

6. 采用烹、煮、炖、拌等少油的烹调方法。

推荐食谱

玉米须豆腐汤：玉米须100克，豆腐300克，水发香菇50克。先将玉米须煮汤取汁，再将豆腐、香菇放入汁中，加盐、味精等调料，煮汤食用。此汤清热利水、降脂平肝，适用于糖尿病合并高脂血症、高血压、水肿、黄疸者。

木耳豆腐：黑木耳6克，豆腐200克，花生油15毫升，姜、葱花、食盐各少许。将黑木耳泡发后去杂质。锅中放花生油，烧热后下姜、葱花炒香，再下黑木耳炒匀，放豆腐块，加盐，武火炒5分钟即成。适用于糖尿病合并高三酰甘油血症者。

链接阅读　玉米须

顾名思义，玉米须就是玉米头顶上的须子，可别小看它，它可是一味很著名的药材。中医学认为，玉米须性味甘淡而平和，入肝、肾、膀胱经，有利尿消肿、平肝利胆的功效，主治急慢性肾炎、水肿、急性胆囊炎、胆道结石和高血压等。现代药理研究表明，玉米须含有大量硝酸钾、维生素K、谷固醇、豆固醇和一种挥发性生物碱。有利尿、降压、降血糖、止血、利胆等功效。据古书记载：玉米须60克，薏苡仁、绿豆各30克煮水喝，可有效防治糖尿病。

糖尿病合并冠心病

糖尿病患者心血管疾病的发生率明显高于非糖尿病患者。男性糖尿病患者发生冠状动脉粥样硬化性心脏病的危险是正常人的 2 倍，而女性糖尿病患者的发生率则高出正常人 4~5 倍。近年来的研究表明，因糖尿病合并冠心病导致死亡者约占糖尿病病死者的 70%，且 2 型糖尿病和动脉粥样硬化存在着共同的发病机制。

饮食要点

1. 饮食总热量宜低于正常生理需要。建议每天热量分配的比例为早餐 30%、午餐 40%、晚餐 30%，以防热量过多而导致肥胖。

2. 减少脂肪和胆固醇的摄入。每日膳食脂肪供能比例应占总热量的 25% 下，胆固醇摄入量在 300 毫克以下，饮食中多不饱和脂肪酸和饱和脂肪酸的比例限制在 1.0~1.5:1。

3. 限制蔗糖、果糖的摄入，多食用富含纤维素的食物，尤其是可溶性的膳食纤维。

4. 蛋白质的摄入量控制在每日每千克体重 1 克左右。

5. 保证充足的微量元素和维生素的摄入，每日盐的摄入量应限制在 2~5 克。

6. 戒烟限酒，少食刺激性食物和饮品，浓茶、咖啡、辣椒、芥末等应少用或不用。

7. 改变不良的生活方式，宜少食多餐，避免暴饮暴食。

推荐食谱

桃仁粥：桃仁 10~15 克，粳米 100 克。先将桃仁捣烂如泥，加水研汁去渣，取汁同粳米煮为稀粥。供早、晚餐食用。本品有活血化瘀之功效，适用于糖尿病性冠心病属气滞血瘀者。

百合太子参银耳汤：银耳 12 克，百合 15 克，太子参 15 克，生姜、葱、食盐各少许。将银耳和百合泡发、洗净，太子参洗净后与银耳、百合一起放入锅内用武火煮沸，然后改文火煲 1 小时，加入葱、姜、食盐即可。此汤滋肺养胃、补气养血，适用于糖尿病合并冠心病属气阴不足者。

链接阅读 一日三餐的合理吃法

一天需要的营养，应该均摊在三餐之中。午餐既要补充上午消耗的热量，又要为下午的工作、学习提供能量，可以多一些。所以早餐应该占30%，午餐占40%，晚餐占30%。

早餐不但要注意数量，而且还要讲究质量。主食一般吃含淀粉的食物，如馒头、豆包、玉米面窝头等，还要适当地增加一些含蛋白质丰富的食物，如牛奶、豆浆、鸡蛋等，从而使人精神振奋，能精力充沛地工作学习。

午餐应适当多吃一些，而且质量要高。主食如米饭、馒头、玉米面发糕、豆包等，副食要增加些富含蛋白质和脂肪的食物，如鱼类、肉类、蛋类、豆制品等，以及新鲜蔬菜，使体内血糖继续维持在高水平，以保证下午的工作和学习。

晚餐要吃得少，以清淡、容易消化为原则，至少要在就寝前两个小时进餐。如果晚餐吃得过多，并且吃进大量含蛋白质和脂肪的食物，不容易消化也影响睡眠。

糖尿病合并脑血管病

糖尿病患者脑血管病的发生率明显高于非糖尿病患者，其中脑梗死的发生率相当于非糖尿病患者的4倍。糖尿病患者发生脑血管病的病情和预后与平时的血糖控制好坏有关，但有相当一部分患者在脑卒中发生之前却无明显的糖尿病症状。因此，脑血管病致使糖尿病患者致死和致残的问题仍很严峻。

饮食要点

1. 维持热量平衡，提倡"早吃好、中吃饱、晚吃少"，进食宜缓慢，以微饱即可，每日主食量控制在300克，切忌暴饮暴食或偏食，防止肥胖。

2. 多吃蔬菜和高纤维食品，食物制作宜细、烂、软，易于咀嚼。提倡高蛋白饮食，以免因长期低蛋白血症造成记忆力减退。

3. 多吃大豆及大豆制品等植物性蛋白质，减少脂肪和胆固醇的摄入。

4. 戒烟限酒，少食刺激性食物和饮品，食盐量每天以不超过5克为宜。

5. 属阴虚或热证者，应少食温燥补品，属阳虚或寒证者少食生冷之品。

6. 为避免疾病复发，应注意多吃些降血脂、降血压的食物。

推荐食谱

黄芪猪肉羹：黄芪 30 克，大枣 10 枚，当归、枸杞各 10 克，瘦猪肉 50 克，盐适量。猪肉切片，与以上各药共炖汤，加盐适量调味，佐餐食用。此羹有益气活血通络之功效，适用于糖尿病性脑血栓形成后遗症属气虚血瘀者。

飞龙天麻：天麻 30 克，川芎 10 克，茯苓 20 克，草鱼 1 尾（1000 克左右），盐 3 克，味精 2 克，姜 10 克，葱 15 克。将天麻用二泔水（第二次淘米水）和川芎、茯苓共同浸泡 24 小时，切片，然后放到米饭上蒸熟，除去川芎、茯苓不用。将草鱼去肠、肝、鳞、骨，鱼肉向外，切成花刀。将鱼肉用盐、味精等腌 1 小时，再放入姜、葱、天麻，用武火蒸 9 分钟，取出后，除去姜、葱，装盘即成。本品息风定惊，适用于糖尿病合并脑血管病有头痛、肢体麻木、半身不遂症状者。

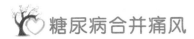

糖尿病合并痛风

痛风是一种由于嘌呤代谢异常、血中尿酸增高所引起的全身性疾病，主要表现为反复发作的关节疼痛，以第一跖趾关节受累最为多见。从发生部位上来说，一般下肢多于上肢，小关节多于大关节。反复发作的患者，在关节、皮下及其他组织可见到痛风石，局部皮肤变薄，呈橘皮色，甚至关节附近的骨质出现穿凿样破坏。

饮食要点

1. 限制热能、控制体重。限制能量摄入以消除超重或肥胖。切忌减重过快，应循序渐进。减重过快，会促进脂肪分解，易诱发痛风症急性发作。

2. 适量供给蛋白质，体重属于标准体重时，蛋白质可按 0.8 ~ 1.0 克每千克体重供给，全天总量限制在 40 ~ 60 克，以植物蛋白为主。动物蛋白可选用牛奶、鸡蛋。因牛奶、鸡蛋无细胞结构，不含核蛋白，故可在蛋白质供给量允许范围内酌情选用。病情缓解期可每日摄入肉类不超过 100 克（可将少量瘦肉、禽肉经煮沸弃汤后食用）。

3. 限制脂肪摄入。脂肪可减少尿酸的正常排泄，故应适当限制，控制在每日 30 克左右。尽量不食用肉类、禽类和鱼类等，如果一定要食用，可将少量瘦肉、禽肉经煮沸弃汤后食用。

4. 供给充足的 B 族维生素和维生素 C。多吃蔬菜有利于提高尿酸盐的溶解度，故有利于尿酸排出。而且蔬菜和水果中含有的维生素 C 能促进组织内尿酸盐的溶解。痛风症患者易患高血压和高脂血症，所以应当限制钠盐的摄入，通常以每日 2 ~ 5 克为宜。

5. 多喝水，多食用含水分多的食品，摄入的液体量维持在每日 2 000 毫升以上，最好能达到每日 3 000 毫升，以保证尿量，促进尿酸的排出。但发生肾功能不全时，水分的补充应适量。

6. 戒烟酒，禁用刺激性食品。禁用味道强烈的香料及调味品，如酒和辣椒，尤其是啤酒。过去曾禁用咖啡、茶叶和可可，因其分别含有咖啡因、茶碱和可可碱。但现在有研究指出，咖啡因、茶碱和可可碱在体内代谢过程中并不产生尿酸盐，也不在痛风石里沉积，故可适量选用。

推荐食谱

百合汤：百合 20 ~ 30 克，煎汤或蒸熟食用，每日 1 剂，可长期服用。百合润肺止咳、宁心安神，且含有秋水仙碱等成分，可用于糖尿病患者预防痛风性关节炎的发生。

木瓜陈皮粥：木瓜、陈皮、丝瓜络、川贝母各 5 克，粳米 50 克。将以上原料洗净，木瓜、陈皮、丝瓜络先煎，去渣取汁，加入粳米、川贝母（切碎）煮至米烂粥稠即成。

链接阅读　嘌呤与火锅

说到痛风患者的嘌呤代谢异常，会使我们想到吃火锅。因为火锅中的鱼、虾、肉等放在一起涮，嘌呤很高。因此糖尿病、痛风、高血压等患者都要慎食火锅。其实不仅是糖尿病患者，就连您家中的健康人，吃火锅也要注意几个问题：

1. 千万不要烫着吃。火锅浓汤的温度最高可达到 120℃，如取出即吃的话很容易烫伤口腔舌部、食道及胃黏膜，还会给牙龈造成伤害，从而诱发过敏性牙病或食管癌等症，因此，吃火锅要慢慢吃，切不可性子过急。

2. 千万不要夹生吃。有的人喜欢生吃或半生吃，对于一些可以生吃的蔬菜而言，这并不算什么。但对于肉类和海鲜而言，则存在着较大的隐患。不干净的肉类、贝类若未煮熟食用，很容易使潜藏其中的寄生虫卵进入体内而导致各种寄生虫病。

3. 不要煮的时间过长。这里主要是指蔬菜类，如果将蔬菜煮过长时间，会破坏它们的维生素及氨基酸，从而失去原有的营养价值。

4. 口味不要过浓。不少喜欢吃辣的朋友觉得味道越重越好。但吃过辣的食物，会刺激胃部，对肺结核、皮肤病、胃病、腹泻患者有害。火锅是高热量食物，味道较重，口腔和消化道经常遭受这种强刺激，口腔黏膜或消化道就会遭到破坏。

5. 千万别与酒同食。不少人喜欢在吃火锅时喝大量的啤酒，因为觉得一凉一热很过瘾。其实这种想法是错误的。乙醇会使体内乳酸堆积，抑制尿酸的排出，时间长了就会引发痛风症，严重的还会引起肾结石和尿毒症等并发症，从而影响健康。

6. 吃剩的食物，千万不能隔夜再吃。有些家庭对于没有吃完的火锅会采取保存的方法，供第二天食用。医生提示：火锅最好不要过夜，因为金属火锅及其表层会与汤汁发生反应，如果吃了以后便引起恶心，呕吐等症状。

 # 糖尿病合并骨质疏松

骨质疏松是一种以骨代谢紊乱为主要病理变化的全身性疾病，表现为骨矿含量减少、骨的微细结构发生变化、骨的韧性降低、易发生骨折等。根据有无伴发疾病，可分为原发性骨质疏松和继发性骨质疏松两种，糖尿病性骨质疏松属于后者。糖尿病骨质疏松的严重程度和糖尿病血糖控制的好坏有关。

饮食要点

1. 糖尿病合并骨质疏松

（1）多摄取富含钙质的食物。钙主要来源于食物及钙制剂，常见食物中的沙丁鱼、全奶及绿叶蔬菜含钙量较高．钙制剂中以碳酸钙含钙最高。

（2）多食用富含维生素D的食物，如鱼肝油、动物肝脏和蛋黄等，同时多晒太阳以增加身体对钙的吸收能力。

（3）维持食物中的钙磷比例，建议保持在 1∶1 至 2∶1。食物中磷的含量增加会导致骨骼中的钙溶解和脱出，糖尿病患者钙丢失的主要原因是肾小管滤过率增加，对钙、磷的重吸收减少。肾脏丢失钙、磷的同时，也会丢失镁，机体呈低镁状态。因此，应多吃含钙、磷、镁等矿物质丰富的食品。

（4）选择恰当的烹饪方法。谷类食物和蔬菜不宜和高钙食物同时烹调，否则会产生化学反应，影响钙质的吸收。

补钙不补镁，吃完会后悔

一般人都知道钙是人体相当重要的营养素之一，从骨骼到肌肉、血液，从细胞膜到细胞质、细胞核，都有钙的存在。可以说，有钙的正常存在才能维持正常的生命。在骨科的临床中，许多疾病都是与钙缺乏相关的。如幼儿的佝偻病、青少年的生长痛、老年的骨质疏松等。

然而，却很少人知道补镁同补钙一样重要。在人体中，钙镁之间必须达到平衡才能确保两种矿物质得到合理利用。通常来说，钙与镁的比例应该是2:1，也就是说，如果你每天摄入800毫克的钙，那么还应该摄入400毫克的镁。如果镁的摄入量偏少，会造成慢性镁缺乏，导致肌肉抽筋、颤搐等。只有钙镁相辅相成，才能有效预防骨质疏松症。

镁元素宝库

要想补镁，应多食紫菜，紫菜镁含量最高，被誉为"镁元素的宝库"。其他镁含量高的食物包括：小米、玉米、荞麦面、燕麦、红薯、黄豆、黑豆、豌豆、苋菜、蘑菇、核桃、芝麻等。另外，多喝水也能起到促进镁吸收的作用。

推荐食谱

羊脊骨粥： 羊脊骨1具，粳米60克，葱、生姜、食盐各适量。羊脊骨洗净，剁碎捣烂；将羊脊骨碎块及粳米放入锅中，加水适量，煎煮至粥五成热时，粥熟时将葱、姜、盐加入搅匀。本粥补肾助阳、强筋壮骨，适用于糖尿病合并老年骨质疏松症属肾阳虚者。

海带排骨： 海带100克，猪排骨250克，葱、姜、盐各适量。海带用温水泡发洗净，切成丝状；排骨用沸水略焯；锅内入排骨、葱、姜，加水煮沸，撇去浮沫，再煮20分钟，加入海带及盐，继续煮沸10分钟即可。佐餐食用。此菜有益肾滋阴之功效，适用于肾虚型糖尿病并发骨质疏松症者。

 # 糖尿病合并肺结核

糖尿病患者并发肺结核的概率要比非糖尿病患者高3～4倍。青少年糖尿病患者并发肺结核比较少见，而中老年糖尿病患者则比较多见。糖尿病并发肺结核多发生于2型糖尿病患者，且肺结核多属暴发型，易出现大片干酪样组织坏死伴溶解播散病变和迅速形成空洞。反复的糖尿病酮症酸中毒会加速结核病的发展，而活动性肺结核又会加重糖尿病，两者常形成恶性循环。

饮食要点

1. 热量。从事轻体力劳动或体型肥胖的患者，可按每千克体重 125.52 千焦的标准供给。体重正常或消瘦者按每千克体重 146.44 千焦的标准供给。

2. 蛋白质。如肾脏无疾病，可以比单纯的糖尿病患者蛋白质摄入量略高，按每千克体重 1.2 克的标准供给，其中优质蛋白要占 50% 以上。一般糖尿病患者每天应摄入肉、蛋、鱼 150 克左右，合并肺结核的患者则可再增加 50～100 克。

3. 无机盐。钙能促进结核病灶钙化，所以每天最好能喝 2 袋（共 500 毫升）牛奶，另外也可摄入一些钙元素补充剂。还要注意铁的补充，每周可摄入一些动物肝脏或铁剂。

4. 维生素。注意维生素 A、维生素 D、维生素 C 和 B 族维生素的供给，多吃新鲜绿叶蔬菜，血糖控制好的患者可补充一些水果。

5. 膳食纤维。多吃富含膳食纤维的食品，保持大便通畅。

6. 少量多餐。可以采用每日 5～6 餐的办法。

7. 其他。少吃辛辣刺激性食品，禁止饮酒。

推荐食谱

百合粥：百合 30 克（干百合粉 20 克），糯米 50 克。百合剥皮去须切碎，与糯米同入砂锅内，加水煮至米烂汤稠即成。此粥适用于糖尿病合并肺结核，表现为肺燥咳嗽、痰中带血者。

贝母秋梨：取大鸭梨或雪花梨 1 个洗净，靠柄部横断切开，挖去核，内装川贝母 10 克，把梨上部拼对好，用牙签插紧，放大碗中，加水少许。再把碗放蒸锅中蒸 40 分钟即可。吃梨喝汤。此药膳适用于糖尿病合并肺结核，表现为久咳、燥咳少痰者，尤其适合小儿咳嗽。

糖尿病合并肝病

在糖类的代谢过程中，肝脏起着至关重要的作用。肝脏的功能与维持血糖水平及持续地向组织器官提供能量密切相关。严重的肝脏疾病，可影响肝糖原的合成与储存，并可以导致糖耐量的异常。肝功能衰竭时，可出现低血糖症。

饮食要点

1. 糖尿病合并脂肪肝

（1）控制热量摄入，防止肥胖，达到并维持理想体重。

（2）限制脂肪摄入。

（3）选择高蛋白饮食，注意优质蛋白比例。

（4）多吃蔬菜和高纤维膳食。

（5）戒烟限酒，少食刺激性食物和饮品，食盐的摄入每天不超过5克。

2. 肝源性糖尿病

（1）保证热量供应，少食多餐。

（2）脂肪供应量与一般的糖尿病患者相同。

（3）多吃蔬菜以补充维生素和微量元素。

（4）多选用易消化、好吸收、少渣的饮食，忌坚硬粗糙饮食，尽量少吃粗粮。

（5）戒烟戒酒，少食刺激性食物和饮品，出现腹水者食盐的摄入量应限制在每天3克以下。

推荐食谱

菊花决明子粥：菊花10克，决明子15克，丹参15克，粳米30克。将上三味药洗净放入锅中，加水适量煎煮20分钟，去渣取汁与粳米同煮成粥，温服。此粥具有祛风平肝、活血化瘀的作用。

猪苓鲫鱼汤：鲫鱼500克，猪苓30克，冬瓜皮30克，生姜3片，调料适量。将鲫鱼宰杀去鳞、鳃及内脏，洗净入锅，加猪苓、冬瓜皮、生姜、适量调料及水，用文火煮熟，去药渣食肉饮汤。此汤有养阴健肝、利水消肿的功效，适用于糖尿病合并肝硬化者。

链接阅读　决明子

现代药理研究证实，决明子所含的有效成分除了具有明目和润肠通便的功效，还具有调节免疫、抑菌、抗癌、降血压、调节血脂等作用。对金黄色葡萄球菌、大肠埃希菌、肺炎球菌等均有不同程度的抑制作用；通过作用于迷走神经有降压效果，可与传统降压药利平相媲美；通过导泻可减少肠道对胆固醇的吸收，并能反馈调节低密度脂蛋白的代谢；还能防治近视眼及老年性白内障等眼科疾病。

决明子不仅可以泡水饮用，还能制成决明子枕头，采用决明子等阴性野生植物混合制作枕头，因其颗粒均匀圆润，可促进头部血液循环，增强记忆。夏季凉爽舒适，冬季温暖御寒。

 # 糖尿病合并甲状腺功能亢进

糖尿病和甲状腺功能亢进（简称甲亢）有着共同的病理基础，一个人身上的两个内分泌腺体可以同时发生疾病，这与自身免疫异常有关。糖尿病患者比正常人更易发生甲亢，其发生率为3%～6%。我国现有糖尿病患者超过2000万人，其中糖尿病合并甲亢的患者就有几十万之多。糖尿病合并甲亢者，不论患者是先患糖尿病还是先患甲亢，都会使病情加重，因此应采取措施积极治疗。

饮食要点

1. 增加能量供应，补充足量的碳水化合物，以纠正因代谢亢进造成的能量过度消耗。糖尿病合并甲亢的患者每日摄入的总热量可比一般的糖尿病患者增多一些。

2. 蛋白的供应要充足。每天的蛋白供应量应在1.5克/千克体重以上，并保证优质蛋白的比例。

3. 补充足量的维生素，适当摄入钙和磷，不应限制饮水。

4. 进食含碘饮食。

5. 少食辛辣、刺激性强的食品，戒烟、酒、咖啡、浓茶等。

6. 增加餐次。

推荐食谱

四味粳米粥：柴胡9克，郁金15克，佛手9克，夏枯草15克，粳米60克，盐适量。将上四味上药洗净，加水煎汤，去渣留汁，放入粳米、盐，煮粥食用。此粥舒肝行气、解毒散结，适用于糖尿病合并甲亢有颈前肿块经久不消、两胁胀满症状者。

白虎粥：粳米50克，生石膏100克，知母20克，鲜石斛10克。先将生石膏、知母、石斛以水煎煮 30 分钟,去渣留汁。粳米淘净,加水煮粥,粥将成时兑入药汁。此粥有清热养阴之效。

糖尿病合并感染

糖尿病患者由于内分泌紊乱及存在各种慢性并发症,易造成机体抗病能力下降,因而容易发生各种感染,并且感染又常使糖尿病患者体内糖、脂肪、蛋白质的代谢紊乱加重,甚至诱发酮症酸中毒,严重时可以危及生命。因此,对于糖尿病合并的感染必须积极加以预防和控制。糖尿病患者常见的急性感染有泌尿系统感染和肺部感染等。

饮食要点

1. 严格控制血糖,适当增加能量供应,以纠正因高代谢造成的能量消耗。
2. 蛋白质供应要充足,并保证优质蛋白的比例。
3. 补充足量的维生素,多吃蔬菜。
4. 清淡饮食,忌油腻、辛辣、烟酒等刺激性食品,可以吃些清热化湿的食物,如丝瓜、苋菜、藕节、薏苡仁、马齿苋、金银花等。
5. 忌食发物,如海鱼、虾、海参等。
6. 增加餐次,少食多餐。

推荐食谱

枇杷叶粥:枇杷叶 15 克,粳米 100 克。将枇杷叶用纱布包好放入砂锅内,加水 200 毫升煎至 100 毫升,去渣,加入粳米,再加水 600 毫升,煮成稀粥。早晚趁温热服用。本粥清肺化痰、止咳降气,适用于糖尿病合并急性气管炎及大叶性肺炎者。

复方菊花茶:金银花 21 克,菊花、桑叶各 9 克,杏仁 6 克,芦根 30 克(鲜者加倍)。上述所有药物用水煮,去渣即可。此茶清热疏风,适用于糖尿病出现肺热咳嗽者。

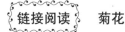

链接阅读 　菊花

菊花常开于晚秋,姿态高雅、气味淡泊,深受人们喜爱。目前,菊花有 30 多个种类,深秋季节,竞相开放,美丽宜人。

菊花不仅有漂亮的外表，将它入药，还有着疏散风热、平肝明目、清热解毒的神奇功效。按产地和加工方法，入药的菊花可分为亳菊、滁菊、贡菊和杭菊。按其颜色分，主要有白菊、黄菊和野菊。白菊花味甘，清热力稍弱，长于平肝明目；黄菊花味苦，泄热力较强，常用于疏散风热；野菊花味甚苦，清热解毒的力量很强。

　　一般来讲，花瓣肥厚，瓣多而紧密，气芳香，味甘微苦，杂质少的是品质较好的菊花。

 # 糖尿病合并皮肤瘙痒

　　糖尿病并发皮肤损害，最常见的是皮肤瘙痒症。它可以出现在糖尿病症状出现之前，也可出现在糖尿病症状出现之后。全身性皮肤瘙痒症多见于老年糖尿病患者，外阴瘙痒症多见于女性糖尿病患者。所以，当外阴、肛门等部位发生皮肤瘙痒时，应考虑到患糖尿病的可能。

饮食要点

　　1. 提倡清淡饮食，宜多吃新鲜蔬菜及高纤维食物，增加排便次数，改善肠道功能，消除便秘，瘙痒也会随之而除。

　　2. 忌食辣椒、大蒜、芥末、胡椒等刺激性食品。腌制食品、巧克力也应少食。忌酒。

推荐食谱

　　桃仁高粱粥：桃仁10克，高粱米（或粳米）50克。将桃仁和米研碎，如常法煮粥。供早餐食用。此粥有养血祛风之功效，适用于糖尿病合并皮肤瘙痒症属血燥者。

　　石膏豆：生石膏15克，生地黄、防风、山楂各9克，黑豆60克。前四味用纱布包好后与黑豆同煮，豆熟后去药渣。吃豆喝汤，每日1次，连用6～7日。此汤有疏风清热、凉血止痒之功效，适用于糖尿病合并皮肤瘙痒症属风热者。

糖尿病合并失眠

　　糖尿病伴发失眠在临床上十分常见。糖尿病是慢性疾病，长期的治疗过程容易使患者出现紧张、焦虑、恐惧、悲观、失望等情绪，最终导致长期失眠。此病主要表现为睡眠时间短，深度浅，质量差；轻者入睡困难，睡得不踏实，时睡时醒，醒后再睡困难；重者整夜睡不着。此病常常影响患者的正常工作、生活和学习。同时，失眠又会造成血糖波动，久而久之会形成恶性循环，加重病情。

饮食要点

1. 辨证用膳，虚则补之，实则泻之。不可进食过多温补之品。
2. 合理安排餐次，忌晚餐过饱。
3. 以清淡饮食为宜，忌辛辣、浓茶、咖啡等刺激性饮食。调膳配餐时，切勿使用大辛、大热、大寒、大凉之品，以免加重失眠。

推荐食谱

　　地黄枣仁粥：酸枣仁、生地黄各 30 克，粳米 50 克。酸枣仁加水研碎，取汁 100 毫升；生地黄加水煎汁 100 毫升；粳米煮粥，粥成加枣仁汁、地黄汁。供晚餐食用。此粥有滋阴降火、养心安神之功效，适用于糖尿病合并失眠证属阴虚火旺者。

　　莲子汤：莲子（带心）30 克，盐适量。莲子水煮至熟，加盐适量，于睡前 2 小时服用。此汤有健脾和胃、宁心安神之功效，适用于糖尿病合并失眠证属脾胃虚弱、心神失养者。

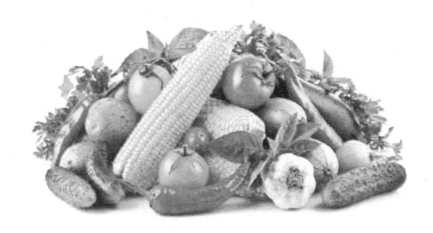

中篇
吃什么,糖尿病必吃与禁吃的食物

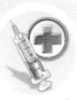

第一章
水果及干果

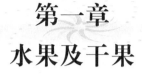

糖尿病在血糖控制理想的情况下是可以吃少量水果的。水果的营养特点与蔬菜相似，是维生素和无机盐的重要来源。所含糖类主要是果糖、淀粉、纤维素和果胶。水果含有较多维生素，其中突出的是维生素 C。水果中含有丰富的钙、钾、纳、镁、铜等微量元素。富含色素是水果的又一个特点，它赋予水果各种不同颜色，使水果呈现红紫色的花青素是主要色素，花青素能溶于水，普遍存在于水果的果皮和果肉中，对光、热敏感，加热可被破坏。水果还富含有机酸，主要有苹果酸、柠檬酸和酒石酸。由于含有丰富的有机酸，水果多具有酸味，酸碱值很低，有利于保护维生素 C。水果中的单宁多存在于未成熟的果实中，遇铁呈黑色，影响其品质。去皮水果的单宁易在空气中经酶的作用而变色，单宁对蛋白质、钙、铁、锌等的吸收也有不利影响。

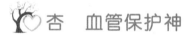 杏　血管保护神

功效

杏可以用于治疗咽干烦渴等症，因为杏中含有的柠檬酸和苹果酸等有机酸，能够起到生津止渴的作用。杏中维生素 A 的含量十分丰富，可起到保护视力、预防眼疾的作用。杏中还含有多种营养物质，能够补充人体营养，提高机体的抗病能力。杏中含有丰富的维生素 B_{17}，可有效杀灭癌细胞，并且对正常健康的细胞没有任何毒害。

营养成分

热量（千焦）	四大营养素（每100克）			
	蛋白质（克）	膳食纤维（克）	脂肪（克）	糖类（克）
150.7	0.9	1.3	0.1	9.1

降糖贴士

杏含有胡萝卜素、维生素 B_1、维生素 B_2、烟酸、维生素 C 及人体所必需的维生素及无机盐类，具有润沛、消食、散滞气的功效，能改善血液循环、调节血脂、保护血管，降低糖尿病慢性病的发病率等。

烹调要诀

杏除了生吃外，还能制成杏干、杏脯、果酱和罐头等。

食用宜忌

杏及杏干适合及慢性支气管炎、咳嗽、肺癌、鼻咽痛、乳腺癌患者食用。未成熟的杏不宜食用。

每日适宜量

每天3枚为宜。

推荐食谱

杏仁炖羊肉：羊肉（瘦）200克，苦杏仁10克，陈皮10克，大葱、姜、盐、五香粉各适量。将杏仁去皮和尖，洗净备用；陈皮洗净备用；羊肉洗净切片备用；将前三味一同放入砂锅内，加适量清水，炖至羊肉、杏仁熟烂；加入葱、姜、盐、五香粉调味即可。

特别提示

挑选杏以果个大，色泽美，纤维少，核小，没有病虫害为佳。过生的杏酸味浓郁，甜味不足；过熟的杏肉质酥软，缺乏水分。杏可以放在冰箱里储存，但吃时，要提前取出1小时，使其达到常温后再食用。

 樱桃 促进胰岛素生成

功效

樱桃营养丰富，尤其铁含量非常高，常常吃樱桃能补充体内对铁的需求，促进血红蛋白再生，达到防治缺铁性贫血、增强体质、健脑益智的功效。同时，樱桃还是美体美颜的水果，经常食用能够养颜驻容，使皮肤红润嫩白，消除皱纹。对食欲不振、消化不良、风湿身痛等均有益处。

营养成分

热量（千焦）	四大营养素（每100克）			
	蛋白质（克）	膳食纤维（克）	脂肪（克）	糖类（克）
192.5	1.1	0.3	0.2	9.9

降糖贴士

樱桃所含的花青素能够促进胰岛素生成，增加人体内部胰岛素的含量，有效降低血糖，从而控制糖尿病。

烹调要诀

樱桃可以鲜食，还可以加工成罐头食品，味道鲜美可口。除此之外，还可以做配菜，装点其他菜品。

食用宜忌

樱桃性温，热性病患者忌食。患有便秘、痔疮、高血压及喉咙肿痛患者也不宜多吃。

每日适宜量

每天12个左右。

推荐食谱

葡萄酒樱桃汤：柠檬汁100毫升，柠檬皮适量，糖20克，干白葡萄酒100毫升，樱桃300克，蛋黄2个，酸奶100克。将果汁、柠檬皮、糖、葡萄酒一起放入锅中，再放入400毫升水加热；将樱桃洗净放入锅中煮10分钟成汤。蛋黄加适量水搅匀，放入汤中加热，待凉后放在冰箱中让其完全冷却，最后将酸奶淋在冷却的汤上，即可食用。

特别提示

挑选樱桃要以果皮细嫩、果蒂新鲜、果实红艳饱满的为佳，不要选购有破损、色泽晦暗、发霉、干瘪脱水的樱桃。樱桃不易保存，最好用保鲜袋装好，放入冰箱冷藏，大约能保存4天。食用前宜用盐水稍微浸泡，这样可以去除果皮上的农药残留。

链接阅读 清洗果蔬有妙招

用盐水浸泡蔬果，可去除果皮上残留农药，此外，对于清洗果蔬，还有很多小方法。

1. 流水冲洗法。对于叶菜类蔬菜，如菠菜、生菜、小白菜等，最好用流动的清水少量而多次的清洗表面污垢，浸泡并不能起到很大的作用，因为据实验表明，蔬菜上的农药很难溶于水。

2. 碱水浸泡法。在清水中加入一些食用碱，充分溶解后将进行过初步清洗的蔬菜泡在里面，10分钟左右捞出再用清水冲洗2遍，会取得不错的除毒效果。

3. 加热清洗法。这种方法适用于花菜类蔬菜，如菜花、青椒、芹菜等。先用清水将蔬菜表面的污物洗净，然后放进沸水中焯2~5分钟，捞出后再用清水冲洗，部分毒素会随着高温而分解。

4. 使用洗涤剂。目前，大多数人们都会采用这种方法来清洗果蔬。洗涤剂的确是一种简便易行的方法。但要注意的是，洗涤剂也是化学物质，它固然能够将果蔬中的毒素清除掉，但若使用不当，将洗涤剂残液留在果蔬上，则会起到相反作用。

5. 去皮法。顾名思义，也就是除去果蔬的外皮，如苹果、黄瓜、梨等，农药残留一般都在果蔬的外皮上，如果通过清洗不能有效去除，就用锐器削去外皮，只食用果肉部分，但需注意的是，削皮后最好再冲洗一遍，这样可以有效避免刀片与果皮接触造成的二次污染。

6. 淘米水冲洗法。因为淘米水呈碱性，而一般蔬菜上残留的农药都是酸性，中和一下就可以将毒素去除。

7. 淡盐水浸泡法。一般蔬菜先用清水至少冲洗两三遍，然后放入淡盐水中浸泡1小时，再用清水冲洗。对包心类蔬菜，如圆白菜，可先切开，放入盐水中浸泡2小时，再用清水冲洗，以清除残留农药。

♡草莓 辅助降血糖

功效

草莓被称为"果中皇后"，味道鲜美，营养价值很高。草莓对胃肠道疾病和贫血有一定的滋补调理作用。医学研究表明，草莓具有益心健脑的独特功效，尤其对于防治冠心病、脑出血及动脉硬化等症均有很好的效果。女性常吃草莓，对保养皮肤和头发非常有益。草莓中含有一种名为天冬氨酸的物质，可以自然而平缓的除去体内的废弃物，起到减肥的作用。草莓中的膳食纤维，可以帮助消化、畅通大便。此外，草莓还有一定的防癌抗癌功效。

营养成分

热量（千焦）	四大营养素（每100克）			
	蛋白质（克）	膳食纤维（克）	脂肪（克）	糖类（克）
125.6	1.0	1.1	0.2	6.0

降糖贴士

草莓的热量比较低，能够防止餐后血糖上升，减小胰腺的负担。此外，草莓富含维生素和矿物质，具有辅助降低血糖的功效。

烹调要诀

草莓可鲜食，也可榨汁饮用，亦可做其他菜品的点缀。

食用宜忌

草莓与其他水果不一样，多吃也不会上火或是受凉，而且草莓中所含的营养素易于被人体消化与吸收，是老幼皆宜的食品。但尿路结石的患者不宜吃草莓太多，因为草莓中含有的草酸钙比较多。

每日适宜量

每天150克左右。

推荐食谱

绿豆草莓粥：草莓200克，糯米150克，绿豆80克，白糖适量。将绿豆拣去杂质，淘洗干净，用清水浸泡5小时；草莓洗干净；将糯米与绿豆一并放入锅内，加清水煮沸后，转微火煮至绿豆酥烂、米粒开花，加入草莓、白糖搅匀即可。

特别提示

选购草莓宜选颜色红嫩、个大饱满、果实坚实的，不要选有大块掉色、霉点或白点丛生的草莓。储存时要用保鲜袋装好，放入冰箱内。

山楂　预防糖尿病血管并发症

功效

山楂有很高的营养价值和医药价值。中老年人常吃山楂及其制品能增进食欲、改善睡眠，保持骨骼和血液中钙的含量，降低血脂，预防心血管硬化，延缓衰老。山楂有扩张血管、增加冠脉血流量，改善心脏活力、兴奋中枢神经系统和降低血压和胆固醇、软化血管及利尿和镇静的作用，能有效防治心血管疾病。山楂所含的黄酮类和维生素 C、类胡萝卜素等物质可以阻断并减少自由基的生成，增强机体的免疫力，并有防衰老、抗癌的作用。

营养成分

热量（千焦）	四大营养素（每100 克）			
	蛋白质（克）	膳食纤维（克）	脂肪（克）	糖类（克）
397.7	0.5	3.1	0.6	22.0

降糖贴士

山楂中含有丰富的钙、维生素 C、胡萝卜素、黄酮类物质、胆碱、乙酰胆碱等，可降血脂，防治糖尿病性脑血管并发症。

烹调要诀

山楂生吃、熟吃均可，还可以加工成果酱、金糕等零食。不过由于酸味重，市场上卖的山楂零食多会放大量糖，应尽量吃新鲜的山楂果。

食用宜忌

孕妇、儿童、胃酸分泌过多者、病后体虚及患牙病者不宜食用。

山楂不能空腹吃，有大量的有机酸、果酸、山楂酸、枸橼酸等，空腹食用，会使胃酸猛增，对胃黏膜造成不良刺激，使胃发胀满、泛酸，若在空腹时食用会增强饥饿感并加重原有的胃痛。

山楂中所含的鞣酸与胃酸结合容易形成胃石，很难消化掉。如果胃石长时间消化不掉就会引起胃溃疡、胃出血甚至胃穿孔。因此，应尽量少吃生的山楂，尤其是胃肠功能弱的人更应该谨慎。医师建议，最好将山楂煮熟后再吃。

山楂含丰富维生素 C，猪肝含有较多的铜、铁、锌等金属微量元素。维生素 C 遇到金属离子，则会加速氧化，会使维生素 C 和金属都遭到破坏，因此山楂和猪肝不宜一同食用，制作山楂食品时，也不宜使用铁器。

每日适宜量

每天约 4 个。

推荐食谱

山楂奶露：山楂 100 克，湿淀粉 75 克，鲜奶 500 毫升，开水 1000 毫升，白糖 450 克。将山楂放入瓦钵，加入少量开水，放入笼内，蒸至溶化；将开水放入锅内，加白糖，煮至白糖溶解，加鲜奶，煮至微沸；加湿淀粉搅拌均匀，成为白色奶露，将山楂水加入奶露中，搅拌均匀后即可。

特别提示

优质的山楂果形整齐端正，无畸形，果实个大而均匀，果皮呈鲜艳的红色，有光泽，不皱缩，没有虫眼和外伤，具有清新的酸甜滋味。劣质山楂果实个头参差不齐，畸形、严重干缩或腐烂，虫眼多，破口大，果面不完整，果肉风干或变软，品质下降，有异味。

 石榴　控制血糖好助手

功效

医学研究证实，成人如果每天饮用 60～80 毫升石榴汁，连续喝 2 周，即可将氧化过程减缓 40%，并有效减少已经沉积的氧化胆固醇。石榴含有丰富的营养成分，如维生素 C、多酚类、有机酸等，能抑菌、抗病毒和愈合创伤。石榴汁中的多酚含量比绿茶高得多，是抗衰老和防治癌瘤的首选佳品，对大多数依赖雌激素的乳腺癌细胞有一定毒性，但对正常细胞基本没有影响。

营养成分

热量（千焦）	四大营养素（每 100 克）			
	蛋白质（克）	膳食纤维（克）	脂肪（克）	糖类（克）
263.7	1.6	4.8	0.2	13.7

降糖贴士

石榴中所含的铬元素对糖代谢密切相关，铬能提升糖尿病患者体内的葡萄糖耐量因子，增加胰岛素活性，从而有利于稳定血糖。

烹调要诀

石榴多为生食，也可以榨汁。

食用宜忌

石榴多吃会损伤牙齿，还会助火生痰。石榴含糖丰富并有收敛作用，感冒及急性炎症、大便秘结患者要慎食。

每日适宜量

每天 30 克以内。

推荐食谱

石榴粥：石榴 1 个，粳米 15 克，桂花适量。将石榴剥皮去籽、切碎，同粳米熬煮成粥，调入桂花即可。

特别提示

果形端正、果皮光亮且果嘴外张的石榴多数吃起来比较酸，而果形不规整、果皮粗糙且果嘴闭合的一般为甜石榴。石榴久置会失去水分，味道变淡，而且石榴中的维生素 C 也极易被破坏，所以石榴应即买即食，储存时间不宜太久。若要储藏，用纸袋或多孔的塑料袋套好，放在冰箱冷藏或阴凉处。

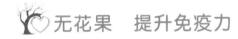

无花果　提升免疫力

功效

无花果营养丰富且全面，富含多种人体必需的氨基酸、维生素及无机盐等。无花果中的苹果酸、柠檬酸、脂肪酶、蛋白酶、水解酶等有机物，有助于人体对食物的消化，促进食欲，因其含有多种脂类，还有润肠通便的功效。无花果含有脂肪酶、水解酶等，具有降低和分解血脂的作用，进而起到降压、降脂、预防冠心病的作用。无花果还含有大量的纤维素，可有效补充人体营养成分，增强机体抵抗能力。

营养成分

热量（千焦）	四大营养素（每100克）			
	蛋白质（克）	膳食纤维（克）	脂肪（克）	糖类（克）
247.0	1.5	3	0.1	13.0

降糖贴士

无花果虽然很甜，但是富含纤维素，而且还有酸类及酶类，这些物质对糖尿病患者大有裨益，还能消除疲劳、提高免疫力、恢复体能，因此，糖尿病患者可适量食用。

烹调要诀

无花果可以当水果，也可以烹饪菜肴，还可以将无花果制成果干、果脯、果粉、果酱、蜜饯和果酒等。

食用宜忌

患有脂肪肝、脑血管疾病、正常血钾性周期性麻痹等症者，不宜食用无花果。无花果滑肠，大便糖稀者不宜。

每日适宜量

每天吃2个为宜。

推荐食谱

无花果粥：无花果30克，粳米50克，冰糖适量。将粳米洗净煮粥，八成熟时，放入去皮的无花果煮至粥熟，加入冰糖即可。

特别提示

无花果是不是没有花朵呢？其实不然，它的花藏在肥大的囊状花托里面，实际上果实是个花序，花托肉质肥大，中间高度凹陷，仅在上部开一个小口，在凹陷的周缘生有许多小花。

 ## 西瓜　利尿降糖

功效

近代医学对西瓜治病机理研究指出西瓜含有瓜氨酸、精氨酸等，具有良好的利尿作用，而叶酸在人体内还有造血功能，对贫血等血液病均有一定疗效。

另外西瓜所含大量果胶质和纤维素，有利于食物消化，对消化系统疾病、便秘等均有较好的疗效，还可消除肥胖症和营养过剩等症。

西瓜瓤汁含有蛋白酶，可把不溶性蛋白质转化为可溶性蛋白质。

西瓜翠衣瓜皮利尿作用优于瓤汁，有祛湿、润肠、和中、止渴等作用，为肠、胃、脾内要药，还有降压及缓解急性膀胱炎的功效。

西瓜籽仁性味甘平，生食或炒食有降压作用，并可缓解急性膀胱炎的症状。瓜皮晒干后，用其煎汤代茶，可解暑去热，消炎降压，还可减少胆固醇在动脉壁上的沉积。

有些品种的西瓜所含有的番茄红素含量比番茄的还要高。番茄红素素有"抗癌素"之称，是类胡萝卜素的一种，具有极强的抗氧化作用，不仅可以预防前列腺癌、胃癌、皮肤癌、乳腺癌等癌症和心脑血管疾病，而且可以延缓衰老、保护容颜。美国哈佛大学研究证实，通过食物摄入大量的番茄红素可以降低前列腺癌和其他癌症的发病率。

营养成分

热量（千焦）	四大营养素（每100克）			
	蛋白质（克）	膳食纤维（克）	脂肪（克）	糖类（克）
104.6	0.6	0.3	0.1	5.5

降糖贴士

西瓜含酶类、有机酸及丰富的维生素C等营养成分，适合糖尿病患者适量食用。

烹调要诀

西瓜是天然的多汁水果，果肉甘甜，水分较多。西瓜通常直接食用，也可榨汁做饮料。吃剩下的西瓜皮洗净切块后，无论炒食还是炖汤，都是不错的美味。

食用宜忌

适宜高血压患者、急慢性肾炎患者、胆囊炎患者、高热不退者食用；

糖尿病患者少食，建议两餐中食用；脾胃虚寒，湿盛便溏者不宜食用，忌与羊肉同食。

西瓜是夏令瓜果，冬季不宜多吃，应循季节规律；感冒初期吃西瓜会使感冒病情加重或病程延长，因此感冒患者尽量少吃西瓜。

每日适宜量

每天约 150 克。

推荐食谱

西瓜丁粥：粳米 100 克，西瓜瓤、西瓜皮各 25 克，精盐 2 克，冷水适量。将西瓜皮削去硬皮及残留瓜瓤，冲洗干净，切成细丁，用精盐稍腌；瓜瓤去籽，切丁；粳米洗净，用冷水浸泡半小时；取锅放入冷水、西瓜皮丁、西瓜瓤丁、粳米，先用武火煮沸，再改用文火煮约 45 分钟，以精盐调味即可。此粥可清热解暑，利尿消肿。

特别提示

怎样才能选购到又红又甜的西瓜？关键在于掌握瓜的熟度，请注意三条要领，一是看形状：鉴别瓜的皮色和瓜蒂瓜脐，凡瓜形端正，瓜皮坚硬饱满，花纹清晰，表皮稍有凸凹不平的波浪纹，瓜蒂、瓜脐收得紧密，略为缩入，靠地面的瓜皮颜色变黄，就是够熟的标志。二是听音响：可以一手捧瓜，一手以指轻弹，凡声音刚而脆，如击木板的" 咚咚"，或"得得"声，是未熟的象征；声音疲而浊，近似打鼓的"卜卜"声，且有震动的传音，才是够熟的标志。三是端重量：生瓜含水量多，瓜身较重，成熟瓜因瓜肉细胞组织松弛，体重就比生瓜轻些。此外还要注意，如果瓜皮柔软、淤黑、瓜声太沉、瓜身太轻，甚至摇瓜闻响，那又会是倒瓤烂瓜不堪食用。

西瓜可直接切开生吃；做水果粥时可放入煮食；西瓜皮切丝可炒着吃；或用榨汁机榨汁吃；亦可多种水果放在一起冰着吃。

科学研究表明，常温保存的西瓜比刚摘下的西瓜含有更多的营养成分，尤其是番茄红素会大幅增加。而将西瓜冷藏便减缓了继续产生营养成分的过程。冷藏西瓜还容易变质，西瓜在 13℃ 下的保存期是 14 ~ 21 天，而将其保存在冰箱或冰柜中，也就是 5℃ 保存时，西瓜 1 周后就开始变质了。

木瓜　预防糖尿病并发症

功效

木瓜果肉厚实细致、甜美可口，是营养和药用价值都很高的果品。木瓜所含的木瓜酵素能促进肌肤代谢，帮助溶解毛孔中堆积的皮脂及老化角质，从而让皮肤变得光洁、柔嫩、细腻，可使皱纹减少、面色红润。木瓜中含量丰富的木瓜酵素和维生素 A，可刺激雌激素分泌，对丰胸起到一定效果，而且还有催奶的功效。木瓜可护肝降酶、抗炎抑菌、降低血脂、软化血管，因为含有齐墩果。木瓜含有的维生素 C 和胡萝卜素，有很强的抗氧化能力，能帮助机体修复组织，从而增强身体免疫力。

营养成分

热量（千焦）	四大营养素（每100克）			
	蛋白质（克）	膳食纤维（克）	脂肪（克）	糖类（克）
113.0	0.4	0.8	0.1	6.2

降糖贴士

木瓜含有一种叫齐墩果酸的生物活性物质，齐墩果酸能降低血脂、软化血管，对于糖尿病合并高血压、动脉硬化及高血脂的患者大有裨益。

烹调要诀

生食、熟食均可。

食用宜忌

木瓜含有机酸较多，凡胃酸过多者不宜服用；小便不利或小便短赤涩痛者也不宜服用；精血虚而真阴不足者亦不宜服用。木瓜不可多食，多食则损齿及骨骼。孕妇不宜多吃番木瓜，因其中含有兴奋子宫的成分过多会引起流产。有小部分人对番木瓜有过敏反应，第一次吃的时候要特别注意。

每日适宜量

每天约 100 克，1/4 个为宜。

推荐食谱

木瓜蛤油：雪蛤油 10 克，冰糖 200 克，木瓜 300 克，白糖 5 克，清水 1000 毫升。将蛤油盛在大碗里，先用 70℃温水浸泡，浸约 2 个小时后，换掉水（要连续 2 次浸泡和换水）；然后，再用清水漂洗，取出拣去黑点和杂质，洗净捞干，放进碗中，加入白糖，清水 20 克，放进蒸笼，约蒸 1 小时 30 分钟，取出滤干水分，待用；把木瓜的皮刨掉，用刀开成 6 条，去掉籽，然后，用刀切成棱角状，放进餐盘，入蒸笼蒸 8 分钟后，取出待用；把炒鼎洗净，放进清水，冰糖煮沸；至冰糖全部溶化，且汤面出现浮沫时，把浮沫舀掉，然后把已蒸好的蛤油、木瓜块分别盛进 10 个小碗，再把已煮沸的糖水淋入即成。

特别提示

木瓜分为两种：青木瓜表皮为青色，久放不变色，瓤为乳白色，有少许珍珠状白色籽，熟木瓜表皮为青色或橙黄色，放置室温下青色会转为橙黄色并伴有色斑出现，瓤为浅至深橙色，籽为黑色。好的青木瓜表皮光滑，无色斑。熟木瓜要挑手感很轻的，这样的木瓜果肉表皮较甘甜。手感沉的木瓜一般还未完全成熟，口感有些苦。木瓜的果皮一定要亮，橙色要均匀，不能有色斑。挑木瓜的时候要轻按其表皮，表皮很松的质量不佳。

成熟的木瓜果肉很软，不易保存，购回后要立即食用。若不是马上食用，则可选购尚未熟透的木瓜，只要将木瓜放置通风阴凉处，待果蒂处渐软即可食用。

 ## 桃子　有效控制血糖

功效

俗话说"鲜桃养人"，主要就是因桃子营养价值高，不仅含有蛋白质、脂肪，还含有多种维生素、果酸，以及钙、磷、铁等矿物质。值得一提的是，桃子的含铁量为苹果和梨的 4～6 倍，对缺铁性贫血大有补益。桃仁有抗肝纤维化、利胆的作用。桃仁提取物可扩张肝内门静脉，促进肝血循环及提高肝组织胶原酶活性，并可促进肝内胶原酶的分解代谢，对肝硬化、肝纤维化有良好的辅助治疗作用。桃仁还能使肝微循环内红细胞流速增加，促进胆汁分泌。桃子含钾多而含钠少，故非常适宜摄食低盐者和水肿病人食用。

营养成分

热量（千焦）	四大营养素（每100克）			
	蛋白质（克）	膳食纤维（克）	脂肪（克）	糖类（克）
200.9	0.9	1.3	0.1	10.9

降糖贴士

桃子含有的果胶可推迟食物排空，延缓肠道对糖类的吸收，从而控制血糖升高；桃子还含有膳食纤维，能够占据胃的空间，减少热量的摄入，是糖尿病合并肥胖症的患者适宜常吃的水果。

烹调要诀

桃子的吃法很多，可以鲜食，也可以加工制作成蜜饯、桃肉果脯、桃子酱、果酒等。以鲜桃为主的菜肴有蜜汁仙桃、薄荷鲜桃、水晶桃等，是夏季祛暑佳品。

食用宜忌

桃子不宜多食。《名医别录》说："多食令人身热。"故上火的人更不宜多吃。

每日适宜量

每天 1 个为宜。

 ## 猕猴桃　调节糖代谢

功效

猕猴桃被称为"维 C 之王"，100 克猕猴桃鲜果中含维生素 C 多达 650 毫克，且在人体内的利用率高达 94%。它能阻断致癌性亚硝基化合物在体内的合成，因此，猕猴桃中富含的维生素 C 作为一种抗氧化剂，能够有效抑制这种硝化反应，防止癌症发生。最新的研究表明，猕猴桃除了具有防癌抗癌、降低三高之功效外，还可以愉悦情绪。成人忧郁症的生理学基础，与一种大脑神经递质缺乏有关，而猕猴桃中含有血清促进素，能够稳定情绪，改善心情，帮助患者走出情绪低谷。

营养成分

热量（千焦）	四大营养素（每100克）			
	蛋白质（克）	膳食纤维（克）	脂肪（克）	糖类（克）
234.4	0.8	2.6	0.6	11.9

降糖贴士

猕猴桃富含维生素 C，能预防糖尿病性血管病变，还能预防糖尿病患者发生感染性疾病；猕猴桃中的肌醇是天然糖醇类物质，对调节糖代谢很有好处。

烹调要诀

猕猴桃可生食，榨汁饮用，或切成果块作为配菜。

食用宜忌

猕猴桃虽营养丰富，功效不凡，但却不能滥用，有一定的饮食禁忌。猕猴桃为富含维生素 C 的水果，而动物肝脏可使食物中所含的维生素 C 氧化，番茄中的维生素 C 酵酶、黄瓜中的维生素 C 分解酶均有破坏食物中的维生素 C 的作用。故食用猕猴桃时不宜与动物肝脏、番茄、黄瓜等食物一起食用。

猕猴桃不要与牛奶同食。因为维生素 C 易与奶制品中的蛋白质凝结成块，不但影响消化吸收，还会使人出现腹胀、腹痛、腹泻，所以食用富维生素 C 的猕猴桃后，一定不要马上喝牛奶或吃其他乳制品。

 橘子　防治糖尿病并发眼疾

功效

橘子酸甜可口，营养丰富，是秋后常见的水果。橘子中含有丰富的维生素 C 和膳食纤维，可以消除疲劳、通便、降低胆固醇。橘皮苷能够加强毛细血管的韧性，降血压，扩张冠状动脉，所以，橘子可以预防冠心病和动脉硬化。在橘子表面上，有一层白色络，食用时常常去掉，其实这层网状的丝络，含有一定量的维生素 P，通络理气，非常有益于身体健康。

营养成分

热量（千焦）	四大营养素（每 100 克）			
	蛋白质（克）	膳食纤维（克）	脂肪（克）	糖类（克）
188.4	1.0	0.4	0.2	9.9

降糖贴士

橘子富含类胡萝卜素，类胡萝卜素能提升糖尿病患者血液中类胡萝卜素的浓度，使肝功能正常，降低患动脉硬化的危险。橘子的丝络中含有维生素 P，能使血管保持正常的密度和弹性，减少血管壁的渗透性和脆性，预防毛细血管渗血，可以预防糖尿病患者发生视网膜出血。

烹调要诀

橘子一般用于生食，或榨汁饮用。

食用宜忌

吃橘子前后 1 小时不要喝牛奶，因为牛奶中的蛋白质遇到果酸会凝固，影响消化吸收。空腹也不宜吃橘子，会刺激胃肠道。橘子不宜食用过量，如果一次吃太多，会产生"上火"的症状，诱发口腔炎、牙周炎等。萝卜不宜与橘子同食，可诱发甲状腺肿大。

每日适宜量

每天 1~2 个。

推荐食谱

橘子山楂汁：橘子 200 克，去皮，放入榨汁机中榨汁；山楂 100 克，去核洗净；先将山楂入锅，加水 200 毫升熬烂，过滤取出汁液，再将橘子汁兑入其中，加入少许白糖即可。

特别提示

在挑选橘子时，选择色泽鲜艳自然，底色基本转黄或橙红、鲜红，局部微带绿色为佳。好的橘子应大小均匀，没有歪肩、歪蒂、歪脐、异状突出或是凹陷等，还要选择没有明显病害、虫害、伤口和缺陷的果实。橘子最好现吃现买，如果剩余，放入冰箱储存。

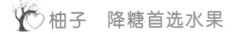

柚子 降糖首选水果

功效

柚子味道酸甜，略带苦味，含有丰富的维生素 C 及其他营养物质，是最具食疗功效的水果之一。柚子含有一种天然果胶，能降低血液中的胆固醇，是现代人追求健康的理想食物之一。美国科学家经研究发现，每天饮用柚子汁的人会比较少出现呼吸系统的疾病，特别是咽喉疼痛，因此，咽喉不适时，可吃些新鲜的柚子。新鲜的柚子肉中还含有类似胰岛素的成分，可降低血糖，是糖尿病患者的首选水果。

营养成分

热量（千焦）	四大营养素（每100克）			
	蛋白质（克）	膳食纤维（克）	脂肪（克）	糖类（克）
171.6	0.8	0.4	0.2	9.5

降糖贴士

柚子的果肉中含有胰岛素样成分，有降血糖的功效。另外，柚子含有丰富的钙，对防治糖尿病非常有好处，实验研究证实，柚子中的钙不但能改善糖尿病患者的骨质疏松症，还能对抗糖尿病肾病的发展。

烹调要诀

柚子可以生食，柚子皮晒干后可以泡水喝，具有散寒理气的功效。

食用宜忌

柚子不宜同鱼类、减肥茶等食物一起食用，鱼类含有铜质，酸质会降低铜质的吸收，所以吃鱼的时候不要吃柚子。之所以不能与减肥茶一起食用，是因为可能导致血压上升、脉搏加快。柚子性寒，身体虚弱者及少年儿童不宜过量食用，太苦的柚子不要吃。

每日适宜量

每天50克以内。

推荐食谱

柚子茶：熟柚子1只，绿茶200克，将柚子顶部平切下一盖，取出果肉，装进绿茶，然后盖顶包扎，置阴凉处1年以上，可取茶叶用开水冲服。此茶具有行气、消食、止痛的作用。

特别提示

挑选柚子要注意以下几点：第一，大的柚子不一定就是好的，要看表皮是否光滑和看着色是否均匀；第二，把柚子拿起来看看它的重量，如果很重就说明这个柚子的水分很多，符合这两点的就是好柚子。黄绿色的皮，底部较软，相同大小中较重的柚子，一般来讲比较好。

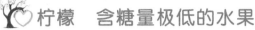

柠檬 含糖量极低的水果

功效

柠檬中含有丰富的柠檬酸，因此被誉为柠檬酸仓库，但是由于其味酸苦，鲜果一般不直接使用，而是浸泡成汁或者榨取柠檬汁调水饮用。柠檬含有丰富的烟酸和其他有机酸，具有强效杀菌作用，因此在夏季细菌滋生的时候宜多喝柠檬水。柠檬本身富有的香气具有解除肉类水产腥膻味的功效，还能使肉质更加细嫩，因此，炖制肉类时可加几片柠檬。柠檬还能促进胃中蛋白分解酶的分泌，增加肠胃蠕动，预防便秘。鲜柠檬所含维生素非常丰富，能防止和消除皮肤色素沉积，具有美白嫩肤的功效，是最适合女性的保健水果。

营养成分

热量（千焦）	四大营养素（每100克）			
	蛋白质（克）	膳食纤维（克）	脂肪（克）	糖类（克）
146.5	1.1	1.3	1.2	4.9

降糖贴士

柠檬含糖量非常低，而且具有化痰止咳、健胃健脾、杀菌等多重功效，对糖尿病及三高患者有很好的防治功效。

烹调要诀

泡水饮或在烹饪粥、馒头等含糖指数较高的食物时滴入适量的柠檬汁在粥中或面粉中，长期食用降糖效果显著。

食用宜忌

柠檬性凉，不宜与牛奶同饮，不宜与海味同食，消化道溃疡患者应禁食柠檬。

每日适宜量

每天约1/6个为宜。

推荐食谱

柠檬嫩牛肉：牛肉片200克，柠檬1/5个，洋葱丝30克，黄瓜丝30克，番茄丁20克，香菜末少许，柠檬汁8毫升，盐、鸡精适量。将柠檬洗净去皮去籽后，切成小丁备用；将牛肉片用沸水汆烫过，取出后迅速放入冰水中泡2分钟，捞起后沥干水分；把牛肉片、柠檬丁及其他原料、调味料一起搅拌均匀，盛入盘中即可上桌食用。

特别提示

在挑选柠檬时，以色泽鲜艳、富有光泽、颜色均匀、表面平滑、果实饱满为佳。优质的柠檬皮比较薄，富有弹性，捏起来比较厚实，掂着比较重。在挑选时，如果蒂的下方呈绿色，表示柠檬很新鲜，柠檬切开后，若久置会不新鲜，用保鲜膜包住，橡皮筋勒住，放入冰箱冷藏。

 李子　控制热型糖尿病

功效

民间有个说法，"桃养人，杏伤人，李子树下埋死人"。难道李子真是那么可怕的水果吗？其实不然，只要恰当食用，李子是营养全面丰富的水果。李子对肝脏有较好的保养作用，这是因为其中的多种氨基酸对辅助治疗肝硬化、腹水大有裨益。李子还有一种特殊的美容作用，经常食用，能使脸部皮肤光洁细嫩，是爱美女孩不可多得的廉价美容水果。此外，李子还有降压、导泄、镇咳的作用。李子核仁中含有大量脂肪油，有显著的利水降压作用，可加快肠道蠕动，促进大便排出，同时也具有止咳祛痰的功效。

营养成分

热量（千焦）	四大营养素（每100克）			
	蛋白质（克）	膳食纤维（克）	脂肪（克）	糖类（克）
150.7	0.7	0.9	0.2	7.8

降糖贴士

李子富含多种矿物质和维生素，适合虚劳有热型糖尿病患者食用。另外，贫血患者食用，有不错的补益效果。

烹调要诀

李子既可以鲜食，是夏季的主要水果之一，又可以加工制成罐头、果脯等食用。

食用宜忌

未熟透的李子不要吃。李子含有大量果酸，过量食用容易引起胃痛。多吃李子还容易生痰、助湿，甚至令人虚热、腹泻等，所以脾胃虚弱的人少吃。

每日适宜量

每天 2~3 个为宜。

推荐食谱

李子果酱：李子 1000 克，红糖 100 克，水半杯。将李子放入锅中，加入适量水，煮 5~6 分钟，至李子熟透裂开后取出；接着把煮熟的李子放入容器中，用汤勺将李子肉压开，取出果核，再把果肉放入锅中捣烂，加入糖，用小勺边煮边搅拌，煮约 10 分钟，放凉后装罐即可。

特别提示

挑选李子则要看果皮和颜色，新鲜李子果皮光亮，颜色半青半红，果肉结实、不发软。食用时可先将熟李放入水盆中，漂浮在水面的不能食用，可能有毒。

 橄榄 降低血糖，促进血液循环

功效

橄榄果肉含有丰富的营养物质，鲜食有益人体健康，尤其含钙较多，对儿童骨骼发育有极大帮助。新鲜的橄榄可解煤气中毒、酒精中毒和鱼蟹之毒。橄榄的果肉、橄榄油，甚至橄榄叶，都对身体相当有好处。咀嚼橄榄叶可以治疗牙龈炎、咽喉炎，并可杀灭口腔内细菌，使口气保持清新。如果把橄榄叶捣碎或榨汁，敷在伤口上，可以帮助愈合伤口。此外，橄榄叶还可以降低血糖和促进血液循环。

营养成分

热量（千焦）	四大营养素（每 100 克）			
	蛋白质（克）	膳食纤维（克）	脂肪（克）	糖类（克）
205.1	0.8	4.0	0.2	11.1

降糖贴士

对于糖尿病烦渴多饮者，可以用橄榄泡茶喝。用新鲜的橄榄煮汁后加入绿茶浸泡，然后慢慢饮用，对糖尿病患者有清热生津的功效。

烹调要诀

橄榄具有苦涩味道，很少直接食用，一般制成干果、蜜饯食用。

食用宜忌

橄榄味道酸涩，不宜多太多，过量会引起胃肠不适。脾胃虚寒、腹痛腹泻者不可多食橄榄。

每日适宜量

每天宜食 3 个。

推荐食谱

橄榄海螺汤：海螺头 500 克，橄榄 180 克，姜 5 片，鸡汤适量，瘦肉 150 克，精盐、味精、胡椒粉、绍酒各适量。将海螺头和橄榄装入炖盅内，各注入鸡汤、姜片、烫熟的瘦肉和绍酒，加盖；用湿宣纸将盖子密封，然后上笼屉蒸 90 分钟左右，食用时加入精盐、胡椒粉和味精即可。

特别提示

选橄榄以淡黄色、果核坚硬为佳。色泽特别青绿的橄榄，如果没有一点黄色，则表明是被矾水浸泡过的，这样的橄榄不宜食用。不新鲜的橄榄表现为色泽变深且有黑点，食用前需要用水洗净。橄榄最好即买即食，若没有一次吃完，可放入冰箱内暂时储存。

 苹果 **减少血糖含量**

功效

苹果被认为是老幼咸宜的水果之一。含锌较高，因此对增强记忆力有特殊的作用。锌又是促进性成熟的重要物质，对青少年的生长发育十分有益。有研究发现，爱吃苹果的人患感冒的概率远比不吃或少吃苹果的人要小，这是因为苹果汁有杀灭传染性病毒的作用。苹果中还含有丰富的有机酸，具有吸附胆固醇和刺激肠壁，增加胃肠蠕动的作用，可使血液中的胆固醇降低，减少动脉硬化，预防心血管病的发生。苹果中的胶质能保持血糖稳定，故此是控制血糖的理想水果。

营养成分

热量（千焦）	四大营养素（每100克）			
	蛋白质（克）	膳食纤维（克）	脂肪（克）	糖类（克）
217.7	0.2	1.2	0.2	12.3

降糖贴士

苹果含有的铬能提高糖尿病患者对胰岛素的敏感性，苹果酸可以稳定血糖，预防老年糖尿病，因此糖尿病患者宜吃苹果。同时，苹果富含钾，有降低血压和保护心血管的作用，能预防糖尿病心脑血管并发症的发生。

烹调要诀

苹果的吃法很多，鲜食、煮水、做菜均可。

食用宜忌

患有泌尿系统结石的人不宜食用，服用磺胺类药物和碳酸氢钠时也不宜吃苹果。但孕妇和婴幼儿、老年人比较适合吃苹果，易于吸收，营养全面。

每日适宜量

每天约1个。

推荐食谱

酸辣苹果丝：苹果半个，甜椒10克，青椒10克，红辣椒少许，白醋、白糖、盐少许。先将苹果洗净切丝，泡在盐水中，再用冷开水冲洗，沥去水分备用；将青椒、甜椒、红辣椒洗净切丝，和苹果丝加入所有调料拌匀即可。

特别提示

挑选苹果时，需要注意以下几点：一般新鲜的苹果结实、松脆、色泽美观；成熟苹果有一定的香味，质地紧密。如果在苹果表皮轻轻按压容易凹陷，则说明苹果是过熟的。一般初春到夏季的苹果多是贮藏过的苹果，并不新鲜。

一般苹果放在阴凉处可保持 7～10 天新鲜，若装入塑料袋放进冰箱里，能保存更长时间。

菠萝　减少对胰岛素和药物的依赖性

功效

菠萝与香蕉、芒果、荔枝并称为世界四大名果。菠萝与柑橘、荔枝、香蕉，又称为我国华南"四大名果"。菠萝不仅甜美芳香，而且药用广泛，具有健胃消食和止咳、利尿的作用，是治疗气管炎、慢性胃炎的理想果品。

墨西哥人把菠萝制成药酒，用于开胃助消化。《美洲百科全书》中说，将未熟的菠萝取汁饮用还能驱治体内的寄生虫。

菠萝中含有一种叫做"菠萝蛋白酶"的物质，能够分解纤维蛋白和酪蛋白。菠萝蛋白酶除具有消化作用外，还能将阻塞于组织中的纤维蛋白和血块溶解，可用于治疗炎症、水肿和血肿。现在已经从菠萝汁中提取了这种物质，制成了菠萝蛋白酶片，作为改善人体局部循环、消除炎症的药物，并应用于临床中。

菠萝所含的糖类、酶类和盐有利尿作用，对肾炎、高血压和气管炎均有一定的治疗作用。菠萝所含的维生素 B，能有效地滋养肌肤，防止皮肤干裂，滋润头发的光亮，同时也可以促进人体新陈代谢，消除疲劳。菠萝中含有的大量食物纤维可促进排便。

营养成分

热量（千焦）	四大营养素（每100克）			
	蛋白质（克）	膳食纤维（克）	脂肪（克）	糖类（克）
141.6	0.5	1.3	0.1	9.5

降糖贴士

菠萝的含糖量在15%以下，并且富含果胶，能调节胰岛素分泌，具有降低血糖的作用。菠萝还含有丰富的膳食纤维，可降低血糖水平，减少糖尿病患者对胰岛素和药物的依赖性。

烹调要诀

菠萝的鲜果除了直接食用外，还可以制成罐头、果汁、酿酒和提取菠萝蛋白酶、柠檬酸等。

食用宜忌

发烧、湿疹、疥疮者不宜多吃菠萝。凡是属于过敏体质者食用菠萝会导致过敏，发生"菠萝中毒"症状，因此容易过敏的人要慎食菠萝。患有溃疡病、肾脏病及凝血功能障碍者应禁食菠萝。

每日适宜量

每天约 100 克。

推荐食谱

菠萝炒鸡片：菠萝 150 克，鸡肉 100 克，青瓜 10 克，红椒 1 个，花生油 20 毫升，白糖 30 克，番茄酱 30 克，醋 10 毫升，精盐 5 克，湿淀粉少许。将鸡肉、菠萝、青瓜、红椒切片，鸡肉加少许生粉、绍酒腌 10 分钟左右；将油烧热，放入青瓜片、红椒片、菠萝片、白糖、番茄酱、醋、精盐炒至进红色，然后加入腌好的鸡片，用湿淀粉勾芡翻炒数次，淋入麻油出锅即可。

特别提示

挑选菠萝时，应选择香且较重者，用食指弹其皮以声音清脆坚实为宜。此外，好的菠萝果实大小均匀适中，果形端正，芽眼（果目）数量少。成熟度好的菠萝外表皮呈淡黄色或亮黄色，两端略带青绿色，上顶的冠芽呈青褐色；生菠萝则外皮色泽铁青或略有褐色，过度成熟的菠萝通体金黄色。用手轻轻按压菠萝体，坚硬无弹性的是生菠萝，挺括而微软的是成熟度好的，过陷甚至凹陷者为成熟过度的菠萝。

好的菠萝软硬适度，酸甜适口，果蕊小而纤维少，口味甜美；劣质菠萝果肉脆硬，有粗纤维感或者软烂，可食部分少，汁液、甜味和香气均少，有较浓重的酸味。

一般在吃菠萝前，都要用盐水浸泡一下，以去除菠萝中一种叫做生物苷的刺激物质，但是要注意用盐水浸泡菠萝的时间不能太久，时间太久会损失较多的维生素等营养物质、一般浸泡时间不要超过 30 分钟。所用的盐水浓度不能较高，稍有咸味即可。这样既满足了人们的口腹之欲，又保留了大量的营养物质，达到了保健效果。

杨桃 通便降糖

功效

杨桃性凉，味甘，有清热解毒的功效。杨桃中富含糖类、维生素 C 及等成分，且果汁充沛，能迅速补充人体的水分。杨桃汁中含有大量草酸、柠檬酸、苹果酸等，能提高胃液的酸度，促进食物的消化。杨桃能减少机体对脂肪的吸收，有降低血脂、胆固醇的作用，对高血压、动脉粥样硬化等心血管疾病有很好的预防作用，同时还具有保护肝脏、降低血糖的效用。

营养成分

热量（千焦）	四大营养素（每100克）			
	蛋白质（克）	膳食纤维（克）	脂肪（克）	糖类（克）
121.4	0.6	1.2	0.2	6.2

降糖贴士

杨桃含水多，且热量低。有清热解毒、消滞利咽、通便等功效，还能降低血糖，是比较适合糖尿病患者的水果。

烹调要诀

杨桃果实较大，一般多用来加工蜜饯、果酱、罐头等。甜杨桃用来鲜食，亦可榨汁饮用。

食用宜忌

杨桃性寒，多食会冷脾胃。凡脾胃虚寒或有腹泻的人应该少吃或禁食。

每日适宜量

每天半个为宜。

推荐食谱

杨桃芡实米粥：杨桃、芡实米各 100 克，白糖适量。将杨桃洗净切丁，将芡实米洗净，再与杨桃丁同放入锅中，加适量水，文火慢炖 1 小时左右，加入适量糖即可。

特别提示

挑选杨桃，以果皮光亮，皮色黄中带绿，棱边青绿为佳。如棱边变黑，皮色接近橙黄，表示已熟多时；反之皮色太青恐怕过酸。

 火龙果　适合老年糖尿病患者

功效

火龙果含有丰富的蛋白质、膳食纤维和维生素 B 族，对预防很多慢性疾病有益处。此外，火龙果含有一般植物少有的植物性白蛋白及花青素，白蛋白对重金属中毒具有解毒的功效，并且能够保护胃壁。花青素有抗氧化、抗衰老的作用，还能提高对脑细胞变性的预防，抑制痴呆症，比较适合老年人食用。

营养成分

热量（千焦）	四大营养素（每 100 克）			
	蛋白质（克）	膳食纤维（克）	脂肪（克）	糖类（克）
213.5	1.1	1.6	0.2	13.3

降糖贴士

火龙果含有花青素，花青素是强有力的抗氧化物，能够预防 2 型糖尿病，并能帮助糖尿病患者控制血糖。

烹调要诀

多为鲜食，也可做糕点点缀。

食用宜忌

虚寒体质不宜吃太多火龙果，女性也不宜一次性吃太多。

每日适宜量

每天约半个。

推荐食谱

火龙果炒虾仁：火龙果 1 个，鲜虾仁 200 克，鸡蛋清 1 个，芹菜 2 根，淀粉、色拉油、盐适量。鲜虾（沙虾）去皮，用干布将虾的水分去掉；盐腌一会，沥干水分再用干布挤掉水分；把虾放在鸡蛋清中加入干淀粉，按一个方向搅拌；最后用色拉油抓拌（防止虾进锅后粘在一起），静置10分钟；芹菜洗净切段，火龙果去皮，葱洗净切段；油锅不要烧得太热，把虾放进锅中用筷子顺时针打转，颜色一变就出锅。放食用油、细芹菜梗、火龙果、葱花，炒两下放入虾，翻炒出锅。

特别提示

新鲜摘下的火龙果不经挤压碰撞，保存期可超过1个月。在25～30℃的室温状态下，保质期可超过2个星期。

  板栗　加强葡萄糖代谢

功效

板栗性温、味甘，有补脾健胃、补肾强身的功效。板栗中含有丰富的不饱和脂肪酸和维生素、矿物质等营养成分，对预防高血压、冠心病、动脉硬化、骨质疏松等有辅助治疗的作用，是抗衰老、延年益寿的佳品。板栗中含有维生素 B_2，可防治口腔溃疡。

营养成分

热量（千焦）	四大营养素（每100克）			
	蛋白质（克）	膳食纤维（克）	脂肪（克）	糖类（克）
887.4	4.2	10.2	0.7	42.2

降糖贴士

板栗富含膳食纤维，膳食纤维在胃肠内吸水膨胀，容积增加，呈现胶态，延缓了葡萄糖的吸收，可减轻对胰岛素分泌的刺激，使胰腺 β 细胞负担减轻，增加胰岛素与胰岛素受体的结合，减少胰高血糖素的分泌，使葡萄糖代谢加强，将血糖维持在较低水平。

烹调要诀

栗子一般炒食，还可以磨成面，与面粉混合制作各类面食品。还可以煮粥，如制作八宝粥等。

食用宜忌

脾胃虚弱、消化不良或患有风湿病的患者不宜食用栗子。栗子生吃不易消化，熟食易滞气，腹胀及便秘者不宜食用。

每日适宜量

每日5个以内为宜。

推荐食谱

栗子焖仔鸡：净仔鸡一只（约400克），板栗5个（约25克），葱花、姜片、酱油、料酒、盐各适量，植物油4毫升。将净仔鸡洗净，斩块，入沸水中煮透，捞出；板栗洗净去壳，取肉；砂锅置火上，倒入植物油，待油温烧至七成热，加葱花、姜片炒香；倒入鸡块和板栗肉翻炒均匀，加料酒、酱油和适量清水大火煮沸，转小火焖至鸡块熟透，用盐调味即可。

特别提示

新鲜的生板栗外表呈褐色，内部呈黄色，口感脆甜。因此宜选择外壳呈褐色或者深褐色的半圆形且质地坚硬、表面光滑、无虫眼、无杂斑的板栗。

新鲜的板栗容易霉烂，宜放置在干燥且阴凉通风处。如果板栗已经被剥开，最好用保鲜袋装起放入冰箱，－2℃保存为宜。储存的板栗不能晒，因为晒后的板栗容易坏，不能长期保存。

链接阅读　警惕糖炒栗子的危害

人们之所以会喜欢糖炒栗子，是因为它特有的香甜可口的味道，那么加糖会不会让栗子吃起来更甜、更香呢？栗子的皮很坚韧，无论是固体的白砂糖还是加热之后的糖汁，都很难进入栗子里面，而是粘在粒子的壳上。我国有很多地方在炒栗子时没有加糖炒，味道同样香甜可口，所以"糖"炒栗子从口味上讲，加糖没有什么意义。

从卫生角度看，没有用糖炒的栗子外表是干的，就像炒瓜子的外皮一样，吃完手不会脏。而糖炒栗子吃完之后就会发现手是黑乎乎的，不仅每次吃完要清理粘在手上的"糖"，而且由于糖在炒制后特有的黏性，还很可能造成栗子外面的灰尘、沙子里面的脏东西粘到栗子瓤上，最终被带到我们的口中。

莲子 适宜2型糖尿病患者食用

功效

古人认为经常吃莲子可以祛百病，食用莲子有着久远的历史。莲子中富含大量的钙、磷和钾等矿物质，这些物质除了可以构成骨骼和牙齿的成分外，还有促进凝血、使某些酶活化、维持神经的传导性、镇静神经、维持肌肉的伸缩性和心跳节律等作用。莲子有养心安神的作用，中老年人特别是脑力劳动者经常食用，具有健脑、增强记忆力、提高工作效率的作用，并能预防老年痴呆症的发生。莲子味虽苦，却有显著的强心作用，具有扩张外血管、降低血压、去心火的功能，并可治疗口舌生疮，有助于睡眠。

营养成分

热量（千焦）	四大营养素（每100克）			
	蛋白质（克）	膳食纤维（克）	脂肪（克）	糖类（克）
1439.9	17.2	3	2	67.2

降糖贴士

莲子含有莲子碱、莲子糖。在合理摄入人体必须热能营养素基础上添加莲子，对于2型糖尿病患者控制乏力、多饮、多尿症状及降低血总胆固醇等症状有一定的临床意义。

烹调要诀

莲子的家常吃法主要是做羹汤。莲子与猪瘦肉一起煲汤，清润滋补，适宜糖尿病患者饮用。

食用宜忌

食用莲子时不宜去莲心，莲心虽然味道极苦，却有显著的强心作用，能扩张外周血管、降低血压，还有很好的祛心火的功效。平素大便干结难解或腹部胀满之人忌食。

每日适宜量

每日30克以内为宜。

推荐食谱

莲子百合猪肉汤：猪瘦肉 250 克，莲子、百合各 10 克，姜片、葱段、料酒、盐、味精各适量。莲子、百合用清水泡发，洗净；猪瘦肉洗净，切片；砂锅倒入适量温水置火上，放入猪瘦肉片、莲子、百合武火烧沸，加葱段、姜片和料酒，改文火炖 1 小时，加盐和味精调味即可。

特别提示

莲子脱皮通常采用机械磨皮和手工脱皮两种方式，机械磨皮的白莲有残留的红皮，手工脱皮的白莲上有自然的皱皮，通心孔都较小。煮过后闻起来清香，莲子膨化后很大。而化学去皮的莲子通心孔较大，煮过后大小基本没有变化，闻起来有碱味。莲子最忌受潮受热，受潮容易被虫蛀，受热则莲心的苦味会渗入莲肉。所以，莲子应存放于干爽处。莲子受潮生虫，应日晒或火焙，晒后需摊晾两天，待热气散尽凉透后再收藏。晒焙后的莲子色泽和肉质都会受影响，煮后风味大减，同时药效也会受到一定影响。

 ## 花生　增强胰岛素敏感性

功效

花生滋养补肾，有助于延年益寿，民间称其为"长生果"。现代医学证明，花生有止血作用。花生红衣的止血作用比花生高出 50 倍，对多种出血性疾病都有良好的止血功效。花生中的不饱和脂肪酸有降低胆固醇的作用，可以防治动脉硬化、高血压和冠心病。此外，花生能抗老化、增强记忆、延缓脑功能衰退、滋润皮肤。

营养成分

热量（千焦）	四大营养素（每100克）			
	蛋白质（克）	膳食纤维（克）	脂肪（克）	糖类（克）
1247.7	12.0	7.7	25.4	13.0

降糖贴士

研究表明，适量食用花生有利于糖尿病的控制，因为花生所含的油脂成分花生四烯酸能增强胰岛素的敏感性，有利于血糖的降低。

烹调要诀

煮食、炒食，或与其他食材搭配食用。

食用宜忌

将花生连红衣一起与红枣配合食用，既可补虚，又能止血，最适宜于身体虚弱的出血患者。花生炒熟或油炸后，性质燥热，不宜多食。脾弱便溏的患者不宜吃花生。因为花生中的油脂有缓泻作用，患有肠炎、痢疾、消化不良等脾弱者食用花生后，会加重腹泻、不利于疾病恢复。

每日适宜量

每日 15 克以内为宜。

推荐食谱

花生蹄花汤：花生米 15 克，猪蹄 500 克，油菜 75 克，姜 20 克，葱、料酒、盐、味精、胡椒粉各适量。将猪蹄浸泡后洗净，对剖后拆成小块；将花生米去皮；葱切丝，姜拍松；油菜择洗干净；锅置火上，加清水适量，下猪蹄，煮沸后打去浮沫，放入花生米、姜；待猪蹄半熟时，改文火加盐、油菜继续煨炖，待猪蹄熟烂后，起锅盛入汤碗，撒上葱花、味精、胡椒粉离火即成。

特别提示

挑选花生时以果荚呈土黄色或白色，色泽分布均匀一致为宜。果仁颗粒饱满、形态完整、大小均匀，肥厚而有光泽，无杂质的为优质花生。好的花生具有花生特有的气味，而劣质的花生则会有霉味、哈喇味。保存花生时，应放在阴凉干燥处，因为花生含有高度的不饱和脂肪酸，在室温下容易被氧化而发生变质。

 杏仁　预防心脏病和糖尿病、减肥

功效

甜杏仁性温，味甘，有润肠去逆、润肺止咳的功效。杏仁含维生素和多种矿物质，对病后虚弱、体质差的人有补养和强健体魄的作用。杏仁含有维生素和多种矿物质，对病后虚弱、体质差的人有补养和强健体魄的作用。杏仁富含脂肪，其中主要为不饱和脂肪，对保护心血管的健康，预防心脑血管病有一定疗效。此外，杏仁含有丰富的黄酮类和多酚类物质，这些物质能够降低人体内胆固醇的含量，预防和降低心脏病、心肌梗死及很多慢性病的复发危险。

营养成分

热量（千焦）	四大营养素（每100克）			
	蛋白质（克）	膳食纤维（克）	脂肪（克）	糖类（克）
2352.5	22.5	8.0	45.4	23.9

降糖贴士

杏仁富含丰富的蛋白质、维生素和无机盐，有利于心脏病和糖尿病的预防，对于肥胖型糖尿病患者还有很好的轻身效果。

烹调要诀

杏仁可以制成干果食用，也可以用于糕点配料或制成饮料饮用。与山药、小米一起煮粥，能够补中益气、滋润心肺，非常适宜糖尿病患者食用。

食用宜忌

苦杏仁有毒，不可以食用。食用甜杏仁时要在水中浸泡，换水数次后榨汁或加工食用，更加安全且有益健康。

通常，甜杏仁做成干果或制成杏仁奶、杏仁露等食用比较安全。为避免食用杏仁中毒，不要吃生的甜杏仁，最好去除种皮再炒熟吃；如果吃到苦杏仁，应赶快吐掉，以免中毒。

每日适宜量

每天5颗为宜。

推荐食谱

牛奶杏仁粥：甜杏仁20克，粳米100克，牛奶适量。甜杏仁用开水烫、去衣，用搅拌机搅成泥状；粳米洗干净，加入适量清水，武火煮滚后，改文火煲成粥，放入杏仁泥和牛奶，搅拌均匀，熬煮10分钟即可。

特别提示

杏仁应选颗粒大、均匀、饱满、有光泽的，形状多为鸡心形、扁圆形或扁长圆形，仁衣浅黄略带红色，色泽清香鲜艳。皮纹清楚不深，仁肉白净，同时，要干燥，成把捏紧时，其仁尖有扎手之感，用牙咬松脆有声。如果仁体有小洞的是蛀粒，有白花斑的为霉点，不能食用。隔年的陈货，色、香、味都会逊色，即使不虫蛀、霉变，也不宜购买。

 ## 芝麻　防治糖尿病等慢性病

功效

芝麻蛋白质含量很高，并含有卵磷脂、各种维生素和微量元素。芝麻中的微量元素能加深毛发的黑色素，有防治白发的美容效果。芝麻中还含有非常丰富的维生素 K 和微量元素硒，维生素 E 被称为"自由基净化剂"，有显著的抗衰老作用。芝麻所含的不饱和脂肪酸具有促进肝脏脂肪代谢、降低血脂、降低血清胆固醇、软化血管、防治动脉血管硬化的作用，可以延缓机体衰老，防止心脑血管疾病的发生。

营养成分

热量（千焦）	四大营养素（每100克）			
	蛋白质（克）	膳食纤维（克）	脂肪（克）	糖类（克）
2222.7	19.1	14.0	46.1	24.0

降糖贴士

黑芝麻含有丰富的维生素 E，能增强亚油酸的功能，起到预防动脉硬化的作用，对于心脏病、高血压、糖尿病、肥胖症等均有预防和缓解作用。

烹调要诀

黑芝麻可制成豆浆和粥食用。将黑芝麻与花生、粳米一同煮粥食用，可预防贫血、头发早白等症状。

食用宜忌

妇女产后乳汁缺乏，可适当食用芝麻。因肝肾不足而引起的眩晕、眼花、视物不清、腰酸腿软、耳鸣耳聋、头发枯落、头发早白适宜食用芝麻。身体虚弱、贫血、高血压、高血脂、老年哮喘，以及大便干燥者适宜食用芝麻。

糖尿病患者适宜食用芝麻。

每日适宜量

每天 15 克为宜。

推荐食谱

芝麻粳米粥：粳米 100 克，芝麻 25 克、桑椹 25 克。将芝麻、桑椹洗净、烘干，研成细末，备用；粳米入锅，加水适量，熬煮成粥，再调入芝麻、桑椹粉，搅拌均匀即可。

特别提示

一般优质的芝麻色泽鲜亮而纯净。如果色泽昏暗发乌呈棕黑色，则为劣质芝麻。选购芝麻时以粒大而饱满、皮薄、嘴尖而小，没有泥沙、碎粒等杂质的为佳。选购时可以抓一把闻一下，有纯正香气的芝麻是较好的，如果有霉味、哈喇味，就不宜选择。鲜芝麻不易保存，容易变质。买回后应用锅迅速翻炒几下，除去水汽，取出后放在干燥的玻璃瓶中保存。

 腰果　对糖尿病的防治有帮助

功效

腰果是世界四大干果之一，甘甜可口，营养丰富。腰果中的脂肪成分主要是人体不能自身合成的不饱和脂肪酸，有很好的软化血管作用，对保护血管、预防心血管疾病大有益处。经常食用腰果可以强身健体，提高机体抗病的能力，增进性功能，且有益于驻颜养生。此外，腰果含有丰富的油脂，不仅可以润肠通便、排毒养颜，而且有润肤美容、延缓衰老的作用。

营养成分

热量（千焦）	四大营养素（每 100 克）			
	蛋白质（克）	膳食纤维（克）	脂肪（克）	糖类（克）
2310.6	17.3	3.6	36.7	38.0

降糖贴士

腰果中含有丰富的维生素 B 族。糖尿病患者易并发神经系统疾病，可能与维生素 B 族供给不足有关，因此常吃腰果，可以缓解由糖尿病引起的肾脏病变，还能预防糖尿病性视网膜病变，改善糖耐量受损况。

烹调要诀

通常吃的腰果都是经过烹制的速食腰果。如果购买了鲜果，则应在做菜前，将其放在水龙头下冲洗，用手轻轻搓洗数次，以去除杂质。

食用宜忌

一般情况，腰果是老幼皆宜的干果，每天可食用 10 粒左右。经常食用可以强身健体，提高机体免疫力，增进性欲。过度操劳、大量消耗能量、肝肾不足、精血暗耗、性功能减退的中老年男性应多吃腰果。

腰果含有丰富的油脂，因此不适合胆功能严重不足、肠炎腹泻以及痰多的人食用。肥胖的人尽量少吃腰果，虽然腰果中的脂肪酸属于一种良性脂肪酸，但摄入太多也会对身体产生不良影响。腰果中含有多种致敏原，有过敏体质的人不要食用。

每日适宜量

每天 10 粒为宜。

推荐食谱

腰果鸡丁：腰果 100 克，鸡胸脯肉 200 克，鸡蛋 2 个，盐、米酒、淀粉、葱、姜各适量。先将鸡蛋打碎后取出鸡蛋清，同时将鸡肉切成小方块，将鸡丁与鸡蛋清、米酒、盐和淀粉搅拌均匀，放入锅中，将鸡丁炒至八成熟后捞起；起油锅，在锅中加入足量的菜油后将洗净的腰果放入油中煎炸，炸熟捞起；再起油锅，下葱、姜；再放入鸡丁、腰果混炒片刻，加入适量盐和味精即可。

特别提示

挑选外观呈完整月牙形，色泽白，饱满，气味香，油脂丰富，无蛀虫、斑点者为佳；而有黏手或受潮现象者，表示鲜度不够。食用前最好将洗净的腰果浸泡 5 个小时。应存放于密罐中，放入冰箱冷藏保存，或放在阴凉处、通风处，避免阳光直射。

第二章
蔬　菜

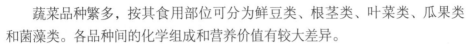

　　蔬菜品种繁多，按其食用部位可分为鲜豆类、根茎类、叶菜类、瓜果类和菌藻类。各品种间的化学组成和营养价值有较大差异。

　　蔬菜一般含蛋白质很少，为 1%～3%，氨基酸组成不平衡，不含或仅含微量脂肪。

　　蔬菜中所含的糖类有淀粉、糖、纤维素和果胶。蔬菜是人类膳食纤维的重要来源之一，而膳食纤维具有一定的生理意义。

　　蔬菜中矿物质含量十分丰富，除了以碱性元素钙、钾、钠等外，还有一定量的铜、锌、碘、磷、钴、钼、氟、锰等元素。蔬菜是人类钙和铁的重要食物来源，绿叶菜一般每 100 克含钙在 100 毫克以上。由于蔬菜含有丰富的成碱性元素的特点，故其在维持体内酸碱平衡中起着重要作用。

　　蔬菜中含有多种维生素，其中最重要的维生素 C、维生素 B_2 和胡萝卜素。以目前的膳食结构特点，蔬菜是我国人民上述维生素的主要或重要来源。

　　维生素 C 一般分布在蔬菜代谢旺盛的叶、花、茎等组织器官中，与叶绿素呈平行分布。含量较多的蔬菜有青椒、菜花、雪里红等，瓜类一般含量较少（苦瓜除外）。黄瓜和番茄含量虽然不多，但由于可以生吃，没有烹调损失。

　　胡萝卜素与蔬菜其他色素共存，凡绿、红、橙、紫色的蔬菜都含有胡萝卜素，深色叶菜含量尤其高，如韭菜、油菜、菠菜、苋菜和莴笋叶等，每 100 克都在 2 毫克以上。

　　蔬菜含有黄酮类化合物，其中的生物类黄酮属于类维生素物质（如维生素 P），与维生素 C 有相类似的作用，能强化毛细血管壁，并具有抗氧化作用，保护维生素 C、维生素 E、视黄醇和硒等不被氧化破坏。甘蓝、大蒜、青椒、洋葱和番茄中含量都较多。

　　此外，蔬菜还含有一些酶类、杀菌物质和具有特殊功能的物质。如萝卜中含有淀粉酶，生食萝卜有助消化。大蒜中含有植物杀菌素和含硫的香精油，生吃大蒜可以预防肠道传染病，并有刺激食欲的作用。大蒜和葱头能降低血清胆固醇。最近研究表明苦瓜有明显降血糖的作用，其机理尚不清楚，有人认为苦瓜中可能含有一种多肽或特殊蛋白质与之有关。

野菜种类繁多，我国野菜资源十分丰富，在农村不少地区仍有喜食野菜的习惯。

野菜营养价值不亚于一般蔬菜，含有丰富的胡萝卜素、维生素C、核黄素、矿物质钙和铁含量也较多，蛋白质含量稍高于一般蔬菜，氨基酸组成中的色氨酸和赖氨酸含量较高。有的野菜含有毒物质，食用前必须经过烫煮、清水浸泡，除去有毒物质方可烹调食用。有些野菜含有光过敏物质，过敏体质的人不宜食用。

 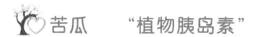

苦瓜　　"植物胰岛素"

功效

有清暑解热、解毒、降脂、降血糖的功效，也可用于中暑发热、烦热口渴、痢疾、高脂血症、糖尿病等病症的调养。

营养成分

热量（千焦）	四大营养素（每100克）		
	糖类（克）	蛋白质（克）	脂肪（克）
75.3	1.2	0.1	3

降糖贴士

苦瓜中的苦瓜苷被称为"植物胰岛素"，有明显的降血糖作用。这种物质能促进糖分分解，具有使过剩的糖分转化为热量的作用，能改善体内的代谢，是糖尿病患者理想的食疗食物。

烹调要诀

苦瓜可以用开水快速焯烫后凉拌，也可以用来热炒、做汤。苦瓜还可以蘸酱生吃，但准备受孕的女性朋友不宜用此方法，否则会影响受孕。

食用宜忌

苦瓜性寒，多食容易损脾败胃，最好不要空腹食用，脾胃虚寒、慢性胃肠炎患者应少食或不食。大量食用苦瓜还会导致不孕或胎儿畸形，准备受孕的女性朋友不要多吃。

每日适宜量

每天 80 克，约为 1 根苦瓜。

推荐食谱

苦瓜炒肉片：猪肉 250 克，鲜苦瓜 200 克，红椒 100 克，精盐 3 克，味精 1 克，醋 5 毫升，花椒水 3 克，植物油、水、淀粉适量。

猪肉切柳叶形薄片；苦瓜去籽洗净，斜切成菱形片，焯水待用；红椒去蒂、去籽洗净，切菱形片；植物油倒入锅，烧至四成热左右时，放入肉片划散，断生后捞出，沥油；炒锅烧热，倒入植物油，放入肉片煸炒，加红椒片、苦瓜片炒匀，倒入料酒，加精盐、醋、花椒水、味精，用水淀粉勾芡，淋明油，即成。

特别提示

苦瓜身上一粒一粒的果瘤，是判断苦瓜好坏的特征，颗粒越大，越饱满，表示瓜肉越厚，颗粒越小，瓜肉越薄。苦瓜以幼瓜为好，整体发黄不宜购买食用。

 黄瓜　亦蔬亦果的好食物

功效

黄瓜营养丰富，有清热、解渴、利水、消肿之功效。黄瓜中的苦味素可防癌抗癌，而且黄瓜有降糖作用，对糖尿病患者有益。对于想修身的女性而言，黄瓜还是不错的减肥佳品。

营养成分

热量（千焦）	四大营养素（每 100 克）			
	蛋白质（克）	膳食纤维（克）	脂肪（克）	糖类（克）
62.8	0.8	0.5	0.2	2.4

降糖贴士

新鲜的黄瓜中含有的丙醇二酸能有效降低血液中的血糖含量，并可抑制糖类物质转化为脂肪。对糖尿病患者来说，黄瓜是绝佳的食疗蔬菜。

烹调要诀

黄瓜可生食、凉拌，也可炒食，还可腌制。

食用宜忌

脾胃虚弱、腹痛腹泻、肺寒咳嗽者应少吃。有肝病、心血管病、肠胃病以及高血压者不要吃过量的腌制黄瓜。

每日适宜量

每天一根黄瓜为宜，黄瓜可做蔬菜食用亦可做水果食用，摄入量可根据每日摄入食物总量进行调整。

推荐食谱

首蓿黄瓜：黄瓜250克，鸡蛋2个，香葱1根，清油、精盐、料酒、水淀粉、清汤、味精适量。将黄瓜去蒂洗净，切成斜片；香葱去根洗净，切成葱花；鸡蛋打入容器内，放少许精盐搅匀；锅置火上，倒入适量清油，待油热后倒入鸡蛋糊，用锅铲滑碎炒熟盛出；原锅再略加少许清油，油热后下葱花煸炒，下黄瓜片，翻炒一会儿，将鸡蛋倒入烹料酒，加少许清汤、精盐、味精，用水淀粉勾芡后略翻几下，炒熟盛出即可。

特别提示

选黄瓜，以瓜形直、质地稍硬、色泽光亮、外表有荆棘状突起的为好，顶部带有新鲜黄瓜花尤佳。最好现吃现买，黄瓜易失水，不要久存于冰箱中。

🌳 韭菜　降低血脂

功效

韭菜为辛温补阳之品，能温补肝肾，在中医药典上有"起阳草"的美称，有壮阳的作用。此外，韭菜还含有较多的粗纤维，能促进胃肠蠕动，可有效预防便秘和防癌。韭菜中含有挥发性精油及含硫化合物，具有促进食欲和降低血脂的作用。

营养成分

热量（千焦）	四大营养素（每100克）			
	蛋白质（克）	膳食纤维（克）	脂肪（克）	糖类（克）
67.0	2.4	1.6	0.4	3.2

降糖贴士

韭菜适合各类型糖尿病患者食用，这是因为它含糖量较低，不会引起血糖波动。韭菜含有丰富的膳食纤维，能够改善糖尿病症状。此外，韭菜含有的挥发性精油及含硫化合物，具有降低血糖的功效，对糖尿病及心脑血管疾病有很好的防治功效。

烹调要诀

韭菜既可以做主料，又可以做配料。做主料可以单炒，也可以焯水后凉拌，色绿质嫩，美味色佳。做配料可以与很多肉类原料搭配，宜炒、爆、熘等烹调方法，做调料香味四溢。在面食中，可做包子、水饺、混沌等面点小吃的馅心。

食用宜忌

韭菜不可与牛肉同食，否则会令人发热动火；不可与蜂蜜同食，易引起心痛。韭菜多食会引起上火而且不易消化，易引起腹泻，因此阴虚火旺、有眼病和胃肠虚弱的人不可多吃。

每日适宜量

每天100克为宜。

推荐食谱

韭菜盒子：韭菜300克，木耳2朵，粉丝1把，中筋面粉300克，虾皮50克，鸡蛋2个，精盐、白胡椒粉适量，五香豆腐干3片。将中筋面粉与开水拌揉成面团，再加入少许冷水揉实，放30分钟备用；粉丝用冷水泡软、切细；豆腐干切碎；木耳切末；鸡蛋加少许精盐打成蛋汁后煎成蛋皮切碎；将虾皮用油爆香，与蛋皮、粉丝、韭菜末一起拌匀成馅料，并用精盐、胡椒粉调味；把面团分小块，擀成薄的圆面皮，用一张面皮做底，铺好馅料，再放一张面皮做面，四周捏紧；将平底锅烧热，加适量的油，开文火，把包好的韭菜盒平放，用铲子在锅里来回拨，以免粘锅，在菜盒的表面刷少量的油，翻面再烧一会儿，熟后即可。

特别提示

购买韭菜时，最好挑选叶肉肥厚，叶色深绿而有光泽，不带烂叶、黄叶、干尖、紫根、泥土、无斑点、中心不抽花苔的为好。刚割下的韭菜，切口平齐，表示新鲜。如割下放置几天，切口便不平了，呈现倒宝塔状，这是因为韭菜收割后仍然继续生长，中央的嫩叶长得快，外层老叶生长慢，故形成倒宝塔状的切口。

 # 南瓜 防治糖尿病的保健品

功效

在《本草纲目》中李时珍将南瓜与灵芝放在一起，认为其有补中气、补肝气、益心气、益肺气、益精气的作用。凡久病气虚，脾胃虚弱，气短倦怠，食少腹胀，水肿尿少者宜用。近年研究亦表明，南瓜具有多种食疗保健作用，尤其作为一种防治糖尿病的特效营养保健食品备受人们的青睐。

营养成分

热量（千焦）	四大营养素（每100克）			
	蛋白质（克）	膳食纤维（克）	脂肪（克）	糖类（克）
92.1	0.7	0.8	0.1	4.5

降糖贴士

南瓜中含有丰富的果胶和微量元素钴，是其他任何蔬菜都不能比的。钴是胰岛细胞合成胰岛素所必需的微量元素，所以常吃南瓜有助于提高胰岛素的正常含量，对于防治糖尿病有很大益处。

烹调要诀

南瓜可做炒食，但多做煮食、蒸食，或者煮后捣烂，挂面粉制成糕饼、面条等。南瓜还可加工成南瓜粉、南瓜营养液，与糯米、红枣，加适量红糖煮制成南瓜粥。

食用宜忌

南瓜适用于中老年人和肥胖者，多食容易"上火"，因此，阳盛体质者不宜多食；不要食用放置过久的南瓜。脚气、黄疸患者忌食。南瓜存放时间不宜过长，吃南瓜前一定要仔细检查，如果发现表皮有溃烂之处、或切开后散发出酒精味等，食后易引起中毒。南瓜最好不要与羊肉同食。

每日适宜量

每天 200 克左右为宜。

推荐食谱

紫菜南瓜汤：取南瓜 100 克，紫菜 10 克，虾皮 20 克，鸡蛋 1 枚，酱油、猪油、黄酒、醋、味精、香油各适量。先将紫菜水泡，洗净，鸡蛋打入碗内搅匀，虾皮用黄酒浸泡，南瓜去皮、瓤，洗净切块；再将锅放火上，倒入猪油，烧热后，放入酱油炝锅，加适量的清水，投入虾皮、南瓜块，煮约 30 分钟；然后把紫菜投入，10 分钟后，将搅好的蛋液倒入锅中，加入作料调匀即成。此汤具有护肝补肾强体之功效，适宜于肝肾功部不全患者食用。

特别提示

选购南瓜时候以新鲜、外皮红色为好，外形完整，梗部新鲜坚硬，且具有重量感的为佳。如果表面出现黑点，代表内部品质有问题，不宜购买。此外，最好挑选瓜梗仍在的南瓜，完整的南瓜可以长时间保存。南瓜切开后容易从心部变质，所以最好用汤勺把内部掏空再用保鲜膜包好，这样放入冰箱冷藏可以存放 5~6 天。

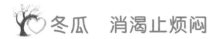 **冬瓜　消渴止烦闷**

功效

冬瓜性微寒，味甘、淡，有清热利水、生津止渴、润肺化痰、解暑的作用。而且冬瓜还有抗衰老的作用，多吃可使皮肤润泽光滑，保持形体健美。

营养成分

热量（千焦）	四大营养素（每100克）			
	蛋白质（克）	膳食纤维（克）	脂肪（克）	糖类（克）
29.3	0.4	0.5	0.2	1.9

降糖贴士

南朝医学家陶景弘说冬瓜"解毒、消渴、止烦闷，生捣绞汁服之"，所提到的消渴即为糖尿病。对 20 例妊娠高血压疾病患者，用鲜冬瓜皮水煎代茶饮用进行治疗，获得满意的效果。冬瓜瓤汁、冬瓜子煎汁内服对治疗糖尿病、口渴等症效果较好。

烹调要诀

冬瓜的食用方法很多，常用于烧、扒、熬汤等，无论清煮还是红烧，都可以做成美味佳肴。

食用宜忌

夏天气候炎热，心烦气躁，闷热不舒服时宜食；热病口干烦渴，小便不利者宜食。冬瓜因其性凉，故脾胃虚寒、便溏者不宜多食；女子月经来潮期间和寒性痛经者忌食生白瓜。冬瓜皮所含营养更丰富，不但具有保健价值，而且具有药用价值，所以冬瓜最好带皮炖着吃。

每日适宜量

每天 50 克左右为宜。

推荐食谱

冬瓜羊肉汤：冬瓜 100 克，瘦羊肉 80 克，枸杞 3 克，生姜 10 克，葱 10 克，花生油 10 克，盐 8 克，绍酒 3 克，胡椒粉及其它调料少许。把羊肉切成小薄片；把冬瓜洗净，去皮、去籽切成片，用开水烫一下，捞出，沥净水；把香菜洗净切成末；坐锅，加汤烧开，放入盐、花椒水、葱丝、胡椒粉烧开，加味精，淋猪油，撒芫荽末，浇在碗内羊肉上即可食用。

特别提示

凡个体较大、肉厚湿润、表皮有一层粉末，体重、肉质结实、质地细嫩的质量好；如果冬瓜肉质有花纹，瓜身较轻，味苦，说明已经变质。挑选无碰伤并附带一层完整白霜的冬瓜，放在阴凉干燥的地方，不要碰掉皮上的白霜。整瓜切开后，切面上会出现密密麻麻的点状黏液，这时可用干净塑料薄膜贴上，用手抹紧，能够保存 4~5 天。

 银耳 增强抗病能力

功效

银耳性平、味甘，有滋阴润燥、益气养胃的作用。银耳能提高肝脏解毒能力，维护肝脏正常功能。银耳富有天然植物性胶质，加上它的滋阴作用，长期服用可润肤，祛除脸上的斑点，达到美容养颜的作用。此外，银耳含有的粗纤维能促进胃肠蠕动，减少人体对脂肪的吸收，并使脂肪排出体外。

营养成分

热量（千焦）	四大营养素（每100克）			
	蛋白质（克）	膳食纤维（克）	脂肪（克）	糖类（克）
837.2	10	30.4	1.4	36.9

降糖贴士

银耳中含有较多的银耳多糖，对胰岛素降糖活性有明显影响。因此，对糖尿病患者控制血糖有益。常食因而还能提高人们的免疫能力，增强糖尿病患者的体质和抗病能力。为控制血糖提供更多强大帮助。

烹调要诀

银耳一般做成汤羹，配冰糖、红枣、莲子、芝麻等食用。银耳食用前要用开水泡发，去掉未发开以及呈淡黄色的部分。

食用宜忌

冰糖银耳羹含糖较高，睡前不宜服用。银耳性润而腻，能清肺热，所以外感风热忌用。变质的银耳食用后引起中毒反应，严重者会有生命危险，要忌食。

每日适宜量

每天 15 克为宜。

推荐食谱

银耳拌豆芽：绿豆芽 100 克，银耳 20 克，青椒 40 克，香油 5 毫升，精盐少许。将绿豆芽去根洗净；青椒去蒂、籽，洗净，切丝；银耳用水泡发，洗净；将炒锅上火，放水烧开，下入绿豆芽和青椒丝烫熟，捞出晾凉，银耳放入开水中烫熟，捞出过凉水，沥干水分；将银耳、豆芽、青椒丝放入盘内，加入精盐、香油、拌匀装盘即可。这道菜白绿分明，清新爽口，富含维生素 C 和胡萝卜素。

特别提示

银耳应该呈微黄色，特别是根部颜色相对较黄，手感上比较干燥；而含有二氧化硫成分的白木耳，则整体呈白色，特别是根部也不带一点黄色，有湿重感。所以在购买白木耳时，并非越白越好，并且在散装的情况下，相对干燥的比较好。从包装上看，一般的银耳，整袋打开后，没有什么刺激性气味，而含有二氧化硫成分的银耳，整袋一打开就能闻到强烈的刺激性气味，这是由于含有二氧化硫成分的银耳长时间存放而散发气味。

 海带　降低血糖，保护胰岛细胞

功效

海带素有"长寿菜"、"海上之蔬"、"含碘冠军"的美誉。从营养价值上看，堪称是一种长寿保健佳品。海带的含碘量极为丰富。碘是体内合成甲状腺的主要原料，可以防治地方性甲状腺肿或青春期甲状腺肿。一头光泽的头发就是由于体内的甲状腺素作用的结果，因此，常吃海带头发会飘逸亮泽。由于海带含有的大量的不饱和脂肪酸、食物纤维、多种无机盐和微量元素以及维生素的综合作用，能使脂肪在人体内的蓄积趋向于皮下和肌肉组织，很少在心脏、血管壁上积存，因此能使血液中胆固醇明显降低。

营养成分

热量（千焦）	四大营养素（每100克）			
	蛋白质（克）	膳食纤维（克）	脂肪（克）	糖类（克）
393.9	1.1	0.9	0.1	3.0

降糖贴士

海带中富含海带多糖，这种物质可降低血清总胆固醇和三酰甘油的含量，减少动脉硬化斑块的形成和发展，防止血管内血栓的形成，可有效改善糖尿病患者的糖耐量受损，明显降低血糖，还对胰岛细胞有保护作用，非常适合糖尿病患者。

烹调要诀

食用海带时最好现洗现用，这样有利于营养价值的保存，大量不溶于水的褐藻胶，是使海带不易煮烂的主要原因，只要在锅里稍加几滴醋就容易煮软了。

食用宜忌

吃海带后不要马上喝茶，也不要立即吃酸涩的水果，患有甲状腺功能亢进的患者不宜吃海带。孕妇和乳母不要多吃海带，这是因为海带中的碘可随血液循环进入胎儿体内，引起胎儿甲状腺功能障碍。

每日适宜量

每天20克左右为宜。

推荐食谱

海带鱼头汤：海带200克，鱼头1个，料酒、姜、葱、精盐、味精、胡椒粉、香油各少许，冷水适量。将海带用清水浸泡，洗去泥沙，切成细丝；姜切片，葱切段；将鱼头去鳃，剁成小块；将海带、料酒、鱼头、姜、葱一同放入炖锅内，加水适量，用武火烧沸；改文火炖煮35分钟，加入盐、味精、胡椒粉、香油调味即成。

特别提示

叶宽厚，色泽浓绿，没有枯叶和黄叶为上品。在保存时，用塑料袋或纸袋将干海带装好，并置于通风干燥处。

 ## 紫菜　降低血液黏稠度

功效

　　紫菜中含丰富的钙、铁元素，不仅是治疗女性、儿童贫血的优良食物，而且其可以促进儿童的骨骼、牙齿生长。由于紫菜含有一定量的甘露醇，所以它是一种天然的利尿剂，可作为治疗水肿的辅助食品。药理研究证明，紫菜能有效降低血浆中的胆固醇，并可用于辅助治疗甲状腺肿大、淋巴结核、脚气等病症。紫菜所含的多糖明显增强细胞免疫和体液免疫功能，可促进淋巴细胞转化，提高机体的免疫力；可显著降低进血清胆固醇的总含量。

　　在炎热的夏季，常吃紫菜可滋补身体，使体液保持弱碱性，避免因出汗过多而引发全身代谢异常现象。因为大量出汗会导致人体水、电解质、维生素的大量丢失，食用紫菜能起到平衡血液酸碱度、消暑解热、滋养机体的功效。尤其老年人在夏季常吃可清心火、消水种、利尿、调顺肠胃、防止水肿和腹腔积水症。

营养成分

热量（千焦）	四大营养素（每100克）			
	蛋白质（克）	膳食纤维（克）	脂肪（克）	糖类（克）
886.5	26.7	21.6	1.1	1.1

降糖贴士

　　紫菜中含有丰富的矿物质和不饱和脂肪酸，对预防糖尿病和糖尿病眼疾并发症有益处。紫菜富含的紫菜多糖能降低空腹血糖。紫菜还富含硒元素，能明显促进细胞对糖的摄取，具有与胰岛素相同的调节糖代谢的生理活性。

烹调要诀

　　紫菜一般用来做汤，味道鲜美。紫菜采集后不宜长时间晾晒，以免变色变味，进而改变其营养成分。

食用宜忌

紫菜适宜于患有水肿，脚气，碘缺乏，肺病初期，甲状腺肿大，心血管病以及各类肿块、腺体增生患者使用。胃肠消化功能不好者应少食紫菜，腹痛便溏者不宜食用。碘难溶于水，烹饪紫菜时宜采用油炸或油炒的方法，可以提高营养成分的吸收率。

每日适宜量

每天 15 克左右为宜。

推荐食谱

紫菜蛋皮卷： 干制紫菜 4 张，虾仁 250 克，鸡蛋 4 个，精盐、葱汁、姜汁、料酒、鸡精、色拉油各适量。将鸡蛋磕入碗内打散，入锅摊成 4 张蛋皮；虾仁剁成茸，加入精盐、葱姜汁、料酒、鸡精调成馅；把鸡蛋皮切成与紫菜大小相仿的形状，平摊在一大平盘上，上面涂上一层虾茸，盖上 1 张紫菜，再在紫菜上涂上一层虾茸，然后卷成卷，逐一制完后，放在抹有色拉油的盘中，上笼用武火蒸熟取出，改刀装盘即成。

特别提示

优质的紫菜的表面有光泽，叶片薄而均匀，呈紫褐色或紫红色；口感柔软，有芳香味，清洁而无杂质。劣质的紫菜的表面光泽差，叶片厚而不均，呈红色并夹杂有绿色；口感及芳香味差；含杂藻多，有杂质。在储存时，干紫菜宜用塑料袋或纸袋包装好后置于通风干燥处保存。如果购买袋装紫菜，最好在开封后 1 个月内食用完。

 香菇 改善糖尿病视网膜病变

功效

香菇味道鲜美，营养丰富，素有"植物皇后"的美称。香菇具有高蛋白质、低脂肪，并富含多糖、多种氨基酸和多种维生素的营养特点。香菇性平、凉，味甘，有化痰理气、补肝健脾、益智安神、美容养颜的作用。香菇还有降脂、降压的作用。香菇中含有大量多糖，能有效提高人体抑制恶性肿瘤的能力，还能刺激人体产生干扰素，抵抗病菌侵袭。

营养成分

热量（千焦）	四大营养素（每100克）			
	蛋白质（克）	膳食纤维（克）	脂肪（克）	糖类（克）
79.5	2.2	3.3	0.3	5.2

降糖贴士

香菇中所含的微量元素硒具有抗氧化、保护机体组织的功能，而香菇中含有较丰富的硒，能降低血糖，改善糖尿病症状。此外，香菇中的维生素C和B族维生素，有利于减缓糖尿病并发症的进程。

烹调要诀

香菇可炒、烧、煮、炖，也可与鸡鸭鱼肉配食，还可做馅料，做成包子或饺子。

食用宜忌

香菇为发物，性腻滞，中寒有滞者慎食。生痘后、产后、病后要慎食。特别大的香菇有可能是用激素催肥的，大量食用会对机体造成不良影响。

每日适宜量

每天4朵为宜。

推荐食谱

香菇黑木耳炒猪肝：香菇30克，黑木耳10克，新鲜猪肝200克，葱、姜、黄酒、鸡汤、精盐、味精、植物油、香油、酱油、红糖、湿淀粉各适量。将香菇、黑木耳拣去杂质，放入温水中泡发，浸泡水勿弃；将香菇洗净后切成片；黑木耳撕成小朵；猪肝洗净，剖切成片，放入碗中，加入葱花、姜末、黄酒、湿淀粉调匀；炒锅置于火上，加油烧至六成热，投入葱花、姜末，炒出香味后即投入猪肝片，急火翻炒；加香菇片及木耳，继续翻炒片刻，加适量鸡汤，倒入香菇和木耳的浸泡水，加精盐、味精、酱油、红糖、文火煮沸、熘匀，用湿淀粉勾兑薄芡，淋入香油即成。

特别提示

香菇基本上是干制品，优质的香菇菇体干硬不发软，开头如伞，菇伞顶上有像菊花一样的白色裂纹，色泽褐黄光润，朵小柄短，质嫩肉厚，有芳香气味。香菇一般干燥储存，贮存容器内必须放入适量的块状石灰或干木炭等吸湿剂，以防返潮。香菇必须在低温通风处贮存，可把香菇的容器密封后放置在冰箱或冷库中。

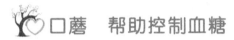 口蘑　帮助控制血糖

功效

口蘑营养价值极高，而且口感好，食用方便，是受大众喜欢的菌类之一。口蘑中富含的硒，能够防止过氧化物损害机体，从而降低因缺硒引起的血压升高和血黏度增加，达到调节甲状腺机制、提高免疫力的作用。此外，口蘑还是非常好的减肥佳品。口蘑中含大量植物纤维，具有通便、排毒、预防糖尿病及大肠癌、降低胆固醇含量的作用。口蘑的热量又比较低，非常适宜减肥者食用。

营养成分

热量（千焦）	四大营养素（每100克）			
	蛋白质（克）	膳食纤维（克）	脂肪（克）	糖类（克）
1013.0	38.7	17.2	3.3	31.6

降糖贴士

口蘑富含锌元素。锌参与胰岛素的合成与分泌，能稳定胰岛素的结构与功能。锌可增强机体对胰岛素的敏感性，防止糖尿病并发症的发生。口蘑含有多种抗病毒成分，对辅助治疗由病毒引起的疾病有很好的效果，能够提高糖尿病患者的免疫力。此外，口蘑中所富含的膳食纤维具有预防便秘、促进排毒的功效，可降低胆固醇含量，预防并发症的发生。

烹调要诀

家常吃法为炖、炒及煲汤，也适宜配合肉类食用。

食用宜忌

所有人群都适宜。但最好吃鲜蘑，宜配肉菜食用，制作菜肴不用放味精或鸡精。

每日适宜量

每天 30 克左右为宜。

推荐食谱

口蘑蒸鸡：嫩母鸡 300 克，水发口蘑 30 克，精盐、料酒、葱段、姜片、鸡油、胡椒粉各适量。将鸡肉剁成长方块，放入碗内，加入精盐、葱段、姜片、料酒、胡椒粉拌匀；口蘑切成薄片、鸡肉碗内加入口蘑汤，鸡油适量，放入笼屉蒸，熟后拣去葱、姜即可。

特别提示

挑选口蘑时，要注意以下几个方面：带有一点土，说明没洗过；菌体不光滑，有一点鳞片，但一洗就能掉；根部有一点发褐变色。如符合这三点，口蘑就是质量上乘的。

 ## 金针菇　减轻糖尿病并发症

功效

金针菇中赖氨酸锌的含量较高，有促进儿童智力发育和健脑的作用，在日本等许多国家被誉为"益智菇"和"增智菇"。金针菇能有效增强机体生物活性，促进体内新陈代谢，有助于人体对食物中各种营养素的吸收和利用，对人体生长发育十分有利。金针菇具有抵抗疲劳、抗菌消炎、清除重金属盐类物质及抗肿瘤的作用。而且，金针菇是一种高钾低钠食品，可抑制血脂升高、降低胆固醇、防治心脑血管疾病，因此非常适宜高血压患者、肥胖者和中老年人食用。

营养成分

热量（千焦）	四大营养素（每100克）			
	蛋白质（克）	膳食纤维（克）	脂肪（克）	糖类（克）
108.8	2.4	2.7	0.4	6.0

降糖贴士

金针菇中含有较多的锌，能够参与胰岛素的合成与分泌。研究发现，人体缺锌后，血液中胰岛素水平下降，补锌后可增加机体对胰岛素的敏感性，减轻或延缓糖尿病并发症的发生。此外，金针菇热量低，脂肪含量少，可以降低胆固醇，非常适合肥胖、胆固醇过高的糖尿病患者食用。

烹调要诀

金针菇的吃法通常是涮肉时当做伴菜，还可以煲汤、凉拌。

食用宜忌

金针菇不宜生吃，脾胃虚寒者不宜多吃。

每日适宜量

每天20克左右为宜。

推荐食谱

金针菇炒双耳：鲜金针菇200克，水发银耳80克，水发木耳80克，青豆20克，胡萝卜20克，花生油、姜、葱、精盐、味精、鸡汤、香油各适量。将银耳和木耳去蒂，洗净，摘小朵；青豆洗净，用冷水发开；胡萝卜洗净去皮，切成长4厘米的丝；葱、姜切成末；锅置于火上，加入花生油烧热，下葱、姜爆锅，加入木耳、银耳、青豆、胡萝卜煸炒几下除去水分；再加入金针菇、味精、精盐和鸡汤，翻炒片刻，淋上香油即可。

特别提示

市场上金针菇以鲜品和罐制品为主，干品较少。鲜品以未开伞，鲜嫩，菌柄15厘米左右，均匀整齐，无褐根，基部少粘连为佳品。无论鲜品还是罐制品，颜色格外金黄发亮的金针菇最好不要选购，里面可能是添加了其他有害物质。保存金针菇有冷藏法和晒干法。冷藏法：将金针菇装入保鲜袋后放入冰箱内冷藏，可保存 3 ~ 5 天。晒干法：先将鲜菇放在开水中烫 3 分钟后再置于烈日下暴晒晒干，然后用塑料袋包装储存。此种方法能使金针菇保存 30 天左右。

 ## 青椒　辅助调节血糖

功效

青椒含有丰富的维生素 A 和维生素 E，能增强人的抵抗力，缓解精神紧张及生活压力造成的疲劳。青椒所含的青椒素有刺激唾液和胃液分泌的作用，能增进食欲，促进胃肠蠕动，帮助消化，适量食用可防止便秘。同时，青椒还可以防治维生素 C 缺乏症，对牙龈出血、贫血、血管脆弱等有辅助治疗的作用。

营养成分

热量（千焦）	四大营养素（每100克）			
	蛋白质（克）	膳食纤维（克）	脂肪（克）	糖类（克）
96.3	1.4	2.1	0.3	5.8

降糖贴士

青椒中的硒能改善糖、脂肪等物质在血管壁上的沉积，降低血液黏稠度，减少动脉硬化及冠心病、高血压等血管并发症的发生率。青椒中的硒能防止胰岛 β 细胞被氧化破坏，促进糖分代谢，降低血糖和尿糖，改善糖尿病患者的症状，起到辅助调节血糖的作用。

烹调要诀

青椒的吃法很多，一般是烹炒，可伴肉类、鸡蛋，味道各具特色。

食用宜忌

患有胃溃疡、食管炎、咳嗽、咽喉肿痛、痔疮的疾病患者要慎食。辣味重的青椒要少吃，因其可诱发痔疮等炎症。

每日适宜量

每天 60 克左右为宜。

推荐食谱

青椒炒肉丝：猪瘦肉 100 克，青椒丝 300 克，蛋清 1 个，精盐、黄酒、猪油、淀粉、鲜肉汤各适量。将猪肉洗净，切成丝，用精盐、蛋清、干淀粉拌匀；将青椒洗净，去蒂和籽，切成丝；炒锅置于旺火上，注油烧热，将肉丝下锅划熟，捞出沥油；锅内留油少许，烧热，将青椒丝放入翻炒，加入精盐、味精、黄酒等后勾兑薄芡，放入肉丝混合即可。

特别提示

挑选青椒时，应选择成熟度适宜、果肉肥厚、果形一致、大小均匀和无腐烂、虫蛀、病斑的。青椒一般很难保存较长时间，最好现买现吃，如果有余留，要低温储存。

 ## 辣椒　显著降低血糖水平

功效

辣椒性热，味辛、苦，有温中下气、散寒除湿、开郁、消食祛痰的作用。

辣椒含有一种称做辣椒素的成分，对口腔及胃肠有刺激作用，所以能促进消化液分泌，增强胃肠蠕动功能，从而改善食欲，并能抑制肠内异常发酵，排除消化道中积存的气体，还可以强身健体。辣椒素具有强烈促进血液循环的作用，可以改善胃冷、冻伤、血管性头痛等症状。辣椒中有一种特殊物质，能加速体内新陈代谢以达到燃烧体内脂肪的效果，从而起到减肥作用。这种物质还可以促进激素的大量分泌，从而达到对皮肤的美容保健作用，被称为女性的"美容补品"。

营养成分

热量（千焦）	四大营养素（每 100 克）			
	蛋白质（克）	膳食纤维（克）	脂肪（克）	糖类（克）
133.9	1.3	3.2	0.4	8.9

降糖贴士

辣椒素能增强胃肠蠕动，改善食欲，并能抑制肠内异常发酵，排除消化道中积存的气体。研究表明，赋予辣椒辣味的辣椒素能提高胰岛素的分泌量，同时负责保护调节葡萄糖代谢的激素，能显著降低血糖。

烹调要诀

辣椒在烹饪中即可做配菜，也可单独炒制。但要注意的是，加工辣椒时要特别注意火候，由于辣椒中富含的维生素 C 不耐热，易被破坏，在铜器中更是如此，所以要避免用铜质餐具。

食用宜忌

辣椒中的辣椒素会刺激胃肠黏膜，从而诱发肠胃炎，并使肛门烧灼刺痛。因此食管炎、胃肠炎、胃溃疡等患者应少吃或忌食辣椒。

每日适宜量

每天 50 克左右为宜。

推荐食谱

红椒煸小排：排骨 500 克，红椒 100 克，精盐、料酒、胡椒粉、姜片、酱油、鸡精、花生油各适量。排骨洗净，切成小块，加入料酒、精盐、鸡精、酱油腌制半小时，拣出沥干水分；油锅置于火上，将排骨炸至金黄色捞出；锅内留底油，放入红椒、排骨、精盐、胡椒粉、鸡精，翻炒至排骨熟透即可。

特别提示

挑选鲜辣椒时要注意果形与颜色应符合该品种特点，如颜色有鲜绿、深绿、红、黄之分，其品质要求大小均匀，果皮坚实，肉厚质细，脆嫩新鲜，不裂口，无虫咬、无斑点，无坏叶，不软、不冻、不烂等。

 茄子　预防糖尿病并发眼疾

功效

茄子性凉，味甘，有清热凉血、消肿解毒的作用，对内痔便血有很好的疗效。紫茄皮富含维生素 P，可软化微细血管，防止小血管出血，对高血压、动脉粥样硬化、咯血、紫癜及维生素 C 缺乏症均有一定的防治作用。茄子的纤维中含有一种皂草苷，具有降低胆固醇的作用。国外学者提出的"降低胆固醇 12 法"，食用茄子即是其中首选。茄子中含有龙葵素，对癌症有一定的抑制作用。经常食用茄子对慢性胃炎及肾炎水肿亦有一定的辅助的治疗作用。

营养成分

热量（千焦）	四大营养素（每100克）			
	蛋白质（克）	膳食纤维（克）	脂肪（克）	糖类（克）
87.9	1.1	1.3	0.2	4.9

降糖贴士

茄子的脂肪和热量都非常低，适合糖尿病患者食用。此外，茄子富含维生素 P，能增强细胞间的黏着力，对微血管有保护作用，能提高对疾病的抵抗力，保持细胞和毛细血管的正常渗透性，增加微血管韧性和弹性。

烹调要诀

茄子的食用方法很多，但最好不要削皮，不要油炸，因为油炸会使茄子中的维生素 P 流失，如果喜欢油炸的方法，可在茄子外面挂一层糊。

食用宜忌

茄子性凉，体弱胃寒的人不宜多吃。秋后的老茄子含有较多茄碱，对人体有害，不宜多吃。此外，吃茄子时最好不要削皮。以保存茄皮中的营养物质。

每日适宜量

每天 70 克左右为宜。

推荐食谱

烧茄饼：茄子 300 克，肉末 100 克，鸡蛋 3 枚，葱花、姜末各适量。先将茄子洗净去皮，切成直径 3 厘米长的夹刀片（第一刀切断，第二刀相连）；肉末内加黄酒、精盐、葱、姜与味精，搅拌均匀；鸡蛋去壳打碎，投入于淀粉调成糊，茄夹肉撒少许干淀粉后，将肉末放入做成茄饼；锅内放油烧至六成热时，茄饼挂糊，逐个下锅炸至八成熟时捞出，待油温升到八成热时，再将茄饼放入复炸，至酥脆出锅，撒上椒盐末即成。此菜香脆可口，具有和中养胃作用，胃纳欠佳、食欲不振者尤宜服食。

特别提示

在挑选茄子时要注意，一般嫩茄子颜色乌黑，重量小，花萼下面有一片绿白色的皮。老茄子颜色光亮，重量大。在保存时，茄子不要用水洗，要防雨淋、日晒、磕碰、受热，应选择阴凉通风处存放。

 莲藕　抑制尿糖、生津止渴

功效

在根茎类植物中，莲藕的含铁量较高，故而对缺铁性贫血比较有效。莲藕含有大量的维生素 C 和食物纤维，而糖的含量却不是很高，对于肝病、便秘、糖尿病患者比较适宜。莲藕中还有大量单宁酸，具有收缩血管和止血的作用，对于淤血、吐血等人及产妇极为适合。此外，藕还有减少氧化脂质形成的作用，久服能抗衰老、轻身益寿，是老年人保健的佳品。

营养成分

热量（千焦）	四大营养素（每100克）			
	蛋白质（克）	膳食纤维（克）	脂肪（克）	糖类（克）
293.0	1.9	1.2	0.2	15.2

降糖贴士

莲藕营养丰富，但含糖量低，是比较适合糖尿病患者的食物，更宜控制血糖。

烹调要诀

莲藕是初秋最常见的食物，一般食用方法多样，可以与红枣、银耳等熬煮成汤羹，也可以凉拌或热炒，可依个人喜好烹调。烹调小窍门：藕切片后放入刚开的水中片刻，捞出后在清水中冲洗，可使藕不变色，还能保持爽脆。炒藕片时速度要快，爆炒几下即可出锅。

食用宜忌

煮藕时最好不要用铁器，以免引起莲藕发黑。因为藕性偏凉，故新产妇不宜食用。

每日适宜量

每天 70 克左右为宜。

推荐食谱

凉拌藕片：莲藕 400 克，酱油、精盐、味精、葱花、姜丝、蒜片各适量。将莲藕刮皮，洗净，切片；把莲藕放入开水中焯一下，将莲藕捞出，放凉开水中冲凉，捞出沥干水分；在藕片中加入葱花、姜丝、蒜片、酱油、精盐、味精调匀，即可食用。

特别提示

挑选莲藕时，要挑选外皮呈黄褐色，比较长、粗壮的，有一股自然的清香味，藕的两头不要通气，这样的藕里面会比较干净。要保存的藕不要用水清洗，可以糊上些泥巴，放在冷凉湿润处。

 山药 抑制餐后血糖

功效

山药含有多种营养素，有强健机体、滋肾益精的作用，凡肾亏遗精、小便频数等，皆可服用。山药含有淀粉酶、多酚氧化酶等物质，利于脾胃消化吸收功能，是平补脾胃的药食两用食材。山药含有的黏液蛋白，有降低血糖的作用，是糖尿病患者的食疗佳品。此外，黏液蛋白还能有效组织血脂在血管壁的沉积，预防心血管疾病，取得益智安神、延年益寿的功效。

营养成分

热量（千焦）	四大营养素（每 100 克）			
	蛋白质（克）	膳食纤维（克）	脂肪（克）	糖类（克）
234.4	1.9	0.8	0.2	12.4

降糖贴士

山药含有黏液蛋白，有降低血糖的功效，是糖尿病患者的优选蔬菜。

烹调要诀

山药可以代替主食食用，也可以切片爆炒，或制作成饼，味道都不错。在制作山药泥时，将山药洗净，再煮熟去皮，可使山药洁白如玉。削皮的山药可放在醋中，以防止变色。

食用宜忌

山药有收涩的作用，所以大便干燥者不宜食用。女性食用山药过量会导致月经紊乱，糖尿病患者不可过量食用山药。

每日适宜量

每天60克左右为宜。

推荐食谱

山药炒肉片：鲜山药200克，里脊肉100克，胡萝卜50克，小黄瓜50克，葱2根（切段），姜片3片，盐、酒、胡椒粉各少许，黄芪5钱，防风3钱，白术2钱，大枣10颗。将胡萝卜、小黄瓜用锯齿刀切段；药材加姜片用4碗水煮成1碗药汁备用；里脊肉切薄片并加入所有调味料拌腌；油少许炒香葱段后，放入肉片拌炒至变色；倒入山药、胡萝卜及小黄瓜，淋下药汁后加盐调味炒约1分钟即可。

特别提示

挑选山药要表皮光滑无伤痕，薯块完整肥厚，颜色均匀有光泽，不干枯，无根茎的。茎干要笔直、粗壮，拿到手中有一定分量的山药较好。如果是切开的山药，则要选择切开处呈白色者。如果山药尚未切开，可存放在阴凉通风处。切开的山药，可以盖上湿布保湿，放入冰箱冷藏室保存，或是削皮后切块，分袋包装，放在冷冻中保存。如果要长时间保存，应该把山药放入木锯屑中包埋。

荸荠　辅助治疗糖尿病

功效

荸荠味甜多汁，有"地下雪梨"之称。荸荠中含有一种不耐热的抗菌成分——荸荠英，对金色葡萄球菌、大肠杆菌、产气杆菌均有抑制作用，还能起到防癌抗癌的功效。荸荠中所含的磷是根茎类水果中含量最高的，它能促进人体生长发育和维持生理功能，对牙齿骨骼的生长有益处。同时也促进体内的糖类、脂肪、蛋白质三大物质的代谢，调节体内的酸碱平衡。因此特别适宜儿童食用。

营养成分

热量（千焦）	四大营养素（每100克）			
	蛋白质（克）	膳食纤维（克）	脂肪（克）	糖类（克）
247.0	1.2	1.1	0.2	14.2

降糖贴士

荸荠中所含的磷可以促进体内的糖类、脂肪和蛋白质三大物质代谢，调节身体酸碱平衡，从而起到辅助治疗糖尿病的作用。

烹调要诀

荸荠不宜生吃。因为荸荠生长在泥土中，外皮和内部都有可能附着较多的细菌和寄生虫，一定要洗净煮透后食用，而且煮熟的荸荠更甜。

食用宜忌

荸荠属于生冷食物，因此脾胃虚寒和有血瘀的人不宜食用。

每日适宜量

每天60克左右为宜。

推荐食谱

茄子烧马蹄：茄子200克，荸荠200克，猪瘦肉50克，酱油、白糖、葱、姜、盐、植物油各适量。将茄子洗净，切丝；猪瘦肉洗净，切成细丝，姜、葱切成细丝；马蹄洗净削皮，切片；超过置于火上，加入植物油，烧至七成热，下入葱、姜爆香；再加入猪肉丝、马蹄、茄子，烹入酱油、盐、白糖，煮半小时左右即可。

特别提示

荸荠粤语别称马蹄，以个大、洁净、新鲜为上品。以色洋紫红、顶芽较短的"铜皮马蹄"品质较佳，其皮薄、肉细、汁多、味甜、爽脆、无渣。而色泽紫黑、顶芽较长的"铁皮马蹄"品质略逊，因其质粗多渣。前者皮薄，色泽鲜艳呈紫红色，肉嫩多汁，清甜适口，可代水果；后者皮稍厚，紫黑色，肉质爽脆，甜味略淡，宜煮食或切片配炒。

 # 魔芋　降低餐后血糖

功效

魔芋含有丰富的甘露聚糖、维生素、膳食纤维、黏液蛋白等营养物质，具有奇特的保健作用，被誉为"魔力食品"。经研究发现，魔芋的膳食纤维能促进胃肠蠕动，清除肠壁脂肪堆积，促使有毒物质排出体外，润肠通便，防止便秘。此外，魔芋是热量极低的食物，其葡萄甘露聚糖吸收后膨胀，可增大至原体积的 30 ~ 100 倍，因而食用后有饱腹感，是非常理想的减肥食物。魔芋所含的黏液蛋白能减少体内胆固醇的积累，从而预防动脉粥样硬化和心脑血管疾病。

营养成分

热量（千焦）	四大营养素（每 100 克）			
	蛋白质（克）	膳食纤维（克）	脂肪（克）	糖类（克）
154.2	4.6	74.4	0.1	78.8

降糖贴士

魔芋所含的葡萄甘露聚糖不易被唾液淀粉酶水解，因此能延缓葡萄糖的吸收，不仅可以减肥，还能降低餐后血糖，减轻胰岛的负担，使糖尿病患者的糖代谢处于良性循环，不会出现血糖骤然下降而导致低血糖的现象。

烹调要诀

魔芋必须熟食。生的魔芋有毒，须煎煮 3 小时以上才可以食用，而且每次食用量不宜过多。

食用宜忌

所有人均适合吃魔芋，但需要注意的是一次不可吃太多。

每日适宜量

每天 80 克左右为宜。

推荐食谱

魔芋烧牛肉：牛肉 100 克，大葱 50 克，魔芋 200 克，生姜块、酱油、白糖、淀粉、味精、精盐、豆油各适量。牛肉洗净，切成大方块；魔芋去皮，洗净，切块；超过上火烧热，放入少许油，投入白糖 10 克，炒成红色时，下入牛肉块，煸炒片刻，加入开水，以没过牛肉为好；同时下入魔芋、白糖 10 克、葱段、生姜块、酱油、精盐，武火烧开，文火煨烂；拣去葱段和姜块，用水淀粉勾薄芡，以味精调味，出锅装盘即可。

特别提示

烹制魔芋时，可先用收或勺子将其捣碎，这样做魔芋既容易熟，又容易入味。魔芋的储存需要注意以下几点：一般情况下，魔芋在出售时都会被放进装有透明液体的袋子中。这种液体可以使魔芋保持碱性。吃剩下的魔芋可以和液体一起放进密封容器中，装入冰箱里保存。

 洋葱 刺激胰岛素的合成

功效

洋葱被誉为"菜中皇后"，营养价值颇高。洋葱是唯一含有前列腺素 A 的蔬菜。前列腺素 A 能扩张血管、降低血液黏稠度，因而会起到降低血压、增加冠状动脉血流量、预防血栓形成的作用。经常食用洋葱对高血压、高血脂和心脑血管疾病有作用。洋葱中含有一种植物杀菌素，有很强的杀菌功能，吃洋葱还能预防感冒。洋葱含有矿物质硒，这种物质有很强的抗氧化性，能清除人体内自由基，增强细胞活力和代谢能力，并有防癌、抗衰老的功效。经常吃洋葱能提高骨密度，有助于防治骨质疏松症。

营养成分

热量（千焦）	四大营养素（每100克）			
	蛋白质（克）	膳食纤维（克）	脂肪（克）	糖类（克）
163.2	1.1	0.9	0.2	9.0

降糖贴士

洋葱中富含矿物质硒，可以修复胰岛细胞并保护其免受损害，维持正常的胰岛素分泌功能，调节血糖。

烹调要诀

洋葱生拌烹炒均可，但生吃为佳。食用时有一定辛辣味的为上品，烹炒时加热时间不宜过久。

食用宜忌

洋葱容易产生挥发性气体，不宜过量食用，过量进食容易产生胀气或过度排气，令人不适。此外，凡是有皮肤瘙痒性疾病、眼疾、眼部充血的人应少吃或禁食洋葱。

每日适宜量

每天50克以内为宜。

推荐食谱

素炒洋葱丝：洋葱500克，干辣椒3～5克，盐、白糖、醋、酱油、味精、水淀粉各适量。将洋葱去老皮，洗净后切片待用；干辣椒切长1.8厘米的节；用碗将全部调味料勾兑成调味汁；炒锅置火上，放菜油烧制六成热时，下辣椒节和花椒炸至呈棕色，即放入洋葱片炒1～2分钟，烹下味汁，视汁收浓后起锅即成。

特别提示

常见的洋葱可分为白皮和紫皮两种。白皮洋葱肉质柔嫩，水分和甜度皆高，长时间烹煮后有黄金般的色泽及丰富甜味，比较适合鲜食、烘烤或炖煮，产量较低；紫皮洋葱肉质微红，辛辣味强，适合炒烧或生菜沙拉，耐储藏性差。就营养价值来说，紫皮洋葱的营养更好一些。紫皮洋葱的辣味较大，意味着其含有更多的蒜素；此外，紫皮洋葱的紫皮部分含有更多的栎皮素，这也是对人体非常有用的保健成分。

 大蒜　促进胰岛素合成

功效

大蒜被人们称誉为"天然抗生素"，这是因为大蒜既可以调味又能防病健身。大蒜能保护肝脏，诱导肝细胞脱毒酶的活性，并能有效阻断亚硝酸铵这种致癌物质的形成，从而防止癌变的发生。现代人的膳食结构不合理，其中硒的摄入少，使人体中胰岛素的合成能力下降，而大蒜中，硒含量较为丰富，对胰岛素的合成有促进作用，所以常食大蒜可以预防糖尿病的发生，而糖尿病患者多食大蒜也能减轻病情。此外，据研究证实，大蒜的抗氧化活性高于人参，非常容易被人体吸收，所以经常食用大蒜能够延缓衰老、养颜驻容。

营养成分

热量（千焦）	四大营养素（每100克）			
	蛋白质（克）	膳食纤维（克）	脂肪（克）	糖类（克）
527.4	4.5	1.1	0.2	27.6

降糖贴士

大蒜中硒元素的含量比较多，对人体胰岛素合成可起到一定的促进作用。此外大蒜还含有蒜精，可以明显抑制某些葡萄糖的生成酵素，有助于糖尿病的防治。

烹调要诀

大蒜在烹调中主要用于调味，也会用于腌制如腊八蒜等，但腌制大蒜不宜时间过长，以免破坏其有效成分。

食用宜忌

吃大蒜会使胃酸分泌增多，因大蒜辣素含有刺激作用，所以胃肠道疾病，如患胃溃疡和十二指肠疾患的患者不宜过量食用，有肝病的人食用过量大蒜会导致肝病加重，此外过量食用大蒜还会影响视力，正在发育中的少年儿童不宜多吃。

每日适宜量

每天 3 瓣左右为宜。

推荐食谱

大蒜姜汁拌菠菜：生姜 10 克，大蒜 15 克，菠菜 300 克，葱 10 克，酱油 10 克，芝麻油 6 毫升，盐 5 克。把大蒜去皮洗净，捣成蒜泥；姜洗净绞成姜汁；葱切花，菠菜洗净，用沸水焯熟，捞起，挤干水分，待用；菠菜放入大碗内，加入蒜泥、姜汁、葱花、酱油、盐、芝麻油拌匀即成。每日食用 2 次，佐餐食用。

特别提示

选购大蒜时，掂量应有沉甸甸的感觉，蒜瓣要丰满、干爽、无虫害，以不开裂、不抽薹为佳。生蒜宜编辫儿，置于阴凉通风处可储存 4 个月左右，糖蒜可装瓶或装罐，但要注意防潮，在卤汁中密封保存最好在 1 个月内吃完。

 番茄 适合糖尿病患者每日食用

功效

番茄中的番茄红素对心血管具有保护作用，并能减少心脏病的发作。番茄红素具有独特的抗氧化能力，能清除自由基，保护细胞，使脱氧核糖核酸及基因免遭破坏，阻止癌变进程。国内外专家经研究认为，番茄除了对前列腺癌有预防作用外，还能有效减少胰腺癌、直肠癌、喉癌、口腔癌、肺癌、乳腺癌等癌症的发病危险。其含有的烟酸能维持胃液的正常分泌，促进红细胞的形成，有利于保持血管壁的弹性和保护皮肤。所以食用番茄对防治动脉硬化、高血压和冠心病也有帮助。番茄含有一种果胶膳食纤维，有预防便秘的作用。番茄的酸味中含有柠檬酸、苹果酸等，它们能消除导致人体产生疲劳的物质。番茄中维生素 C 的含量很多，它参与骨胶原的合成，保持皮肤的弹性，防止病毒的入侵。番茄还含有与维生素 C 一起具有降低血压作用的芦丁和钾，对改善高血压有很大的作用。

营养成分

热量（千焦）	四大营养素（每100克）			
	蛋白质（克）	膳食纤维（克）	脂肪（克）	糖类（克）
79.5	0.9	0.5	0.2	4.0

降糖贴士

番茄热量极低，而且含有丰富的胡萝卜素、维生素 B 族和维生素 C，维生素 P 的含量尤为丰富，居蔬菜之冠，非常适合糖尿病患者食用。

烹调要诀

番茄的食用方法很多，凉拌、炒鸡蛋、做汤等都可以。用其制成的番茄酱，是人们非常喜欢的食物。

食用宜忌

青色未熟的番茄不适宜食用。急性肠炎、痢疾及溃疡活动期病人不宜食用。由于番茄中的番茄红素和蛋白质结合在一起，周围有纤维素包裹，只有加热才能释放出来，因此生吃番茄达不到补充番茄红素的效果。

每日适宜量

每天约食 2 个为宜。

推荐食谱

番茄吐司：高筋面粉 500 克，鸡蛋 50 克，酵母（干）5 克，食盐 3 克，西红柿 350 克，白砂糖 40 克、黄油 40 克。把番茄切成 1 厘米大小的块，在上面加上盐、胡椒、橄榄油和醋之后搅拌。把厚度为 1 厘米的面包切片放在烤箱中烘烤后，抹点大蒜，放点橄榄油，然后在面包上加上番茄即可。橄榄油中含有多种能控制血清胆固醇的不饱和脂肪酸。大蒜不仅有调整大肠的功能，还具有促进血液循环的作用。

特别提示

质量好的番茄外形美且饱满、红色均匀、没有瘢痕，不会过熟、过软。虫子咬过的番茄最好不要食用，有裂痕的番茄应该立即处理掉。松软的番茄香气差，在加工制作中含有很多废料，一般可以根据重量轻和外观难看的特点把它们挑选出来。长有霉菌的番茄表明已坏掉，同时番茄表皮上出现软的无色的斑块也说明是坏的。番茄容易被碰坏，所以应该装进塑料袋中放进冰箱里保存。西红柿如果有点绿色，可在常温中放置，使其自然变熟，变熟后再放冰箱冷藏保存。当令季节的番茄质量好、价格便宜，可以多买些，弄碎后冷冻保存起来，在做肉汤、调味汁的时候加上会非常好吃。番茄可以生吃，还可以制成番茄酱，也可以和肉、鸡蛋、其他蔬菜一起煮、炒。

 胡萝卜　降糖降脂

功效

胡萝卜含有大量胡萝卜素，这种胡萝卜素的分子结构相当于 2 个分子的维生素 A，进入机体后，在肝脏及小肠黏膜内经过酶的作用，其中 50% 变成维生素 A，有补肝明目的作用，可治疗夜盲症；胡萝卜含有植物纤维，吸水性强，在肠道中体积容易膨胀，是肠道中的"充盈物质"，可加强肠道的蠕动，从而利膈宽肠，通便防癌；胡萝卜能增强机体的免疫功能，胡萝卜素转变成维生素 A，有助于增强机体的免疫功能，在预防上皮细胞癌变的过程中具有重要作用。胡萝卜中的木质素也能提高机体免疫机制，间接消灭癌细胞。胡萝卜素分子结构中含有多个双键，从而能抑制脂质过氧化。同时它还能消灭自由基，抑制自由基的产生，从而减小过氧化物和自由基对免疫功能的抑制，降低低密度脂蛋白的氧化损伤，因此能减缓人体的衰老。

营养成分

热量（千焦）	四大营养素（每100克）			
	蛋白质（克）	膳食纤维（克）	脂肪（克）	糖类（克）
104.6	1.0	1.1	0.2	8.8

降糖贴士

胡萝卜还含有降糖物质，是糖尿病患者的良好食品，其所含的某些成分，如槲皮素、山柰酚能增加冠状动脉血流量，降低血脂，促进肾上腺素的合成，还有降压、强心作用，是高血压、冠心病患者的食疗佳品。

烹调要诀

胡萝卜的家常吃法很多，多以炒、炖、配菜为主。但生吃胡萝卜会损失90%的胡萝卜素，因为胡萝卜素只有溶解在油脂中才能被人体吸收。将胡萝卜切片用油炒，胡萝卜保存率为79%；切片油炸，胡萝卜素保存率为81%；切块与肉一起炖，胡萝卜素保存率为95%。

食用宜忌

食用胡萝卜时不宜加醋太多，否则会破坏其胡萝卜素；胡萝卜不宜过多食用，吃太多会使皮肤变成橙黄色；喝酒的时候不宜用胡萝卜做下酒菜，因为酒精与胡萝卜会在肝脏中产生毒素，危害肝脏；过量食用胡萝卜会使女性卵巢的黄体素分泌减少，引起月经紊乱，甚至造成不排卵，影响生育；胡萝卜含有一种破坏维生素C的分解酶，与白萝卜调配在一起，会破坏白萝卜中的维生素C，故两者不宜同食。

每日适宜量

每天约食60克为宜。

推荐食谱

胡萝卜炖羊肉：胡萝卜300克，羊肉180克，水1200毫升，料酒3小匙，葱姜蒜末各1小匙，糖与盐各适量，香油1/2小匙。胡萝卜与羊肉洗净沥干，并将胡萝卜及羊肉切块备用；将羊肉放入开水氽烫，捞起沥干；起油锅，放入5大匙色拉油，将羊肉放入大火快炒至颜色转白；将胡萝卜、水及其他调味料（除香油外），一起放入锅内用武火煮沸；改文火煮约 1 小时后熄火，加入香油即可起锅。本道菜不可加入粉丝一起食用，否则会破坏原有的功效，烹调时不可加入酸味食物，否则会破坏其功效。

特别提示

应尽量挑选摸起来质地较硬、颜色新鲜的胡萝卜。发软的胡萝卜既不新鲜，营养素也会减少。发青的胡萝卜会有苦味，带菜头的胡萝卜甜味减少。在保存时，用塑料袋封好，放入冰箱的冷藏室即可。农村常采用地窖或土埋的方式储存，如果用大塑料袋将胡萝卜密封，可以抑制其发芽和脱水，使保鲜时间更长。

 白萝卜　稳定胰岛的结构与功能

功效

近几年来，医学界研究发现，萝卜中所含的"木质素"能提高人体内噬细胞的活力，从而大量吞噬癌细胞，具有抗癌的功效。萝卜中的"干扰素诱生剂"，对胃癌、食管癌、耳咽癌和子宫颈癌的癌细胞有明显的抑制作用。

白萝卜中含粗纤维，能刺激胃肠蠕动，减少粪便在肠道内停留时间，保持大便通畅，使粪便中的致癌物质及早排出体外，预防大肠癌和结肠癌的发生。白萝卜尤其是萝卜皮中含的矿物元素钙，对人体钙的补充有好处。微量元素硒能调节人体氧化还原反应和某些酶的催化反应速度，进入人体可促进生成一种化学物质——谷胱甘肽，当体内谷胱甘肽含量上升时，癌的发病率就下降。

营养成分

热量（千焦）	四大营养素（每100克）			
	蛋白质（克）	膳食纤维（克）	脂肪（克）	糖类（克）
87.9	0.9	1.0	0.1	5.0

降糖贴士

白萝卜热量较低，含水分多，糖尿病患者食用后容易产生饱腹感，从而控制食物过多摄入，保持合理的体重。

烹调要诀

萝卜的食用方法很多，烧、炒、炖、拌、做馅、做汤等，还可腌、酱、泡、晒干，做成各种萝卜制品。

食用宜忌

脾胃虚寒的人，不宜多吃生萝卜。白萝卜忌与橘子、柿子同食。另外，服用中药补药，尤其是人参时，忌食萝卜，因萝卜会解除药性。如果把胡萝卜和白萝卜一起做成菜，虽然看起来红白相间非常好看，实际上并不科学，因为胡萝卜中含有分解维生素 C（抗坏血酸）的酶，会破坏白萝卜里所含的维生素 C。

每日适宜量

每天约食 50 克为宜。

推荐食谱

白萝卜煲牛腩： 牛肉（腹部肉）1000 克，白萝卜 500 克，食盐 4 克，酱油 4 克，鸡精 2 克，葱 2 克，姜 2 克，蒜 4 克，八角 1 个，花椒 2 克，干辣椒 4 个，植物油 15 克。将大白萝卜和生姜洗干净，分别去皮；白萝卜切成块状，生姜切成 3 片备用；羊腩用清水洗干净，切成块状备用；瓦煲内加入适量清水，先用大火煲至水开，然后放入各种调味料，改用中火继续煲 3 小时左右，加入少许食盐调味，即可食用。

特别提示

挑选白萝卜要以叶子嫩绿、个体丰满、表皮白净，无黑点的为佳。白萝卜一般都经过储藏，采收过早过晚都会对其品质及耐储性产生影响，所以要及时采收。如采收过早不但影响质量，而且还影响产量；过晚易受冻害，并且肉质更硬化，在储藏中容易形成空心。储藏前应切去叶丛，可窖存，最适宜的温度为 0℃～5℃，空气相对湿度应在 90% 以上。

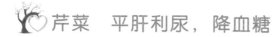

芹菜　平肝利尿，降血糖

功效

芹菜含酸性的降压成分，对兔、犬静脉注射有明显降压作用；改善血管灌流，可使血管扩张；它能对抗烟碱、山梗茶碱引起的升压反应，并可引起降压。临床上对于原发性、妊娠性及更年期高血压均有效。

芹菜是高纤维食物，它经肠内消化作用产生一种木质素或肠内脂的物质，这类物质是一种抗氧化剂，高浓度时可抑制肠内细菌产生的致癌物质。它还可以加快粪便在肠内的运转时间，减少致癌物与结肠黏膜的接触达到预防结肠癌的目的。从芹菜子中分离出的一种碱性成分，对动物有镇静作用，对人体能起安定情绪、消除烦躁的作用。

营养成分

热量（千焦）	四大营养素（每100克）			
	蛋白质（克）	膳食纤维（克）	脂肪（克）	糖类（克）
58.6	0.8	1.4	0.1	3.9

降糖贴士

芹菜富含膳食纤维，能阻碍消化道对糖的吸收，有降低血糖的作用，芹菜中的黄酮类物质，可以改善微循环，促进糖在肌肉和组织中的转化。

烹调要诀

芹菜的家常吃法一般是热炒、凉拌，也可以做馅包成包子。

食用宜忌

芹菜不宜和鱿鱼一起食用，芹菜中的硝酸盐易与鱿鱼中的胺类结合，而产生致癌物质。

芹菜是一种性功能食品，能促进人的性兴奋，西方称之为"夫妻菜"，曾被古希腊的僧侣列为禁食。泰国的一项研究发现，常吃芹菜能减少男性精子的数量，可能对避孕有帮助。因此，准备生育宝宝的男士需注意，平日少吃芹菜。

芹菜有降血压的作用，因此血压偏低者慎食。

每日适宜量

每天约食50克为宜。

推荐食谱

糖醋芹菜：芹菜500克，糖、醋各适量。将嫩芹菜去叶留茎洗净，入沸水余过；待茎软时，捞起沥干水，切寸段；加糖、盐、醋拌匀，淋上香麻油，装盘即可。

特别提示

应选择叶柄新鲜、松脆、清洁、长短适中，肉厚致密且菜心结构完好，分枝脆嫩易折的。新鲜的芹菜应该冷藏起来，以防止失去水分。将新鲜、整齐的芹菜捆好，用保鲜袋或保鲜膜将茎叶部分包严，然后将芹菜根部朝下竖直放入清水盆中，1周内仍保持新鲜。也可以将芹菜叶摘除，用清水洗净后切成大段，放入饭盒或干净的保鲜袋中，封好盒盖或袋口，放入冰箱冷藏室，随吃随取，但时间不宜过长。

 菠菜 更适合2型糖尿病患者

功效

菠菜含有大量的植物粗纤维，具有促进肠道蠕动的作用，利于排便，且能促进胰腺分泌，帮助消化。对于痔疮、慢性胰腺炎、便秘、肛裂等病症有治疗作用。菠菜中所含的胡萝卜素，在人体内转变成维生素A，能维护正常视力和上皮细胞的健康，增加预防传染病的能力，促进儿童生长发育。

菠菜中含有丰富的胡萝卜素、维生素C、钙、磷及一定量的铁、维生素E等有益成分，能供给人体多种营养物质；其所含铁质，对缺铁性贫血有较好的辅助治疗作用。菠菜中所含微量元素物质，能促进人体新陈代谢，增进身体健康。大量食用菠菜，可降低中风的危险。

营养成分

热量（千焦）	四大营养素（每100克）			
	蛋白质（克）	膳食纤维（克）	脂肪（克）	糖类（克）
100.5	2.6	1.7	0.3	4.5

降糖贴士

菠菜中含有较多的胡萝卜素及铬等微量元素，并含有膳食纤维，能稳定血糖，尤其对2型糖尿病患者，食用菠菜能较好地控制血糖。

烹调要诀

菠菜的食用方法很多，可凉拌、炒食，做成馅料。但需要注意的是，吃菠菜之前要先用沸水烫软，捞出再做菜，这样可以有效去除菠菜中的草酸，以免影响钙质吸收。

食用宜忌

菠菜适合老、幼、病、弱者食用，长期操作电脑及长期接触电磁辐射的人应常食菠菜。

每日适宜量

每天约食 100 克为宜。

推荐食谱

菠菜炒鸡蛋：菠菜 300 克，鸡蛋 3 个，盐、料酒、葱末、姜末、味精、香油各适量。将菠菜洗净后切成 3~4 厘米段，放入开水中烫一下，捞出后用凉水浸一下待用；将鸡蛋加盐在碗中打散；炒锅置旺火上，将油烧热，倒入鸡蛋炒熟，盛出待用；炒锅再烧热，放油，下葱姜末爆香，烹入料酒，下菠菜、盐，煸炒，然后放入炒好的鸡蛋，翻炒均匀，加味精、香油炒匀出锅；菠菜烫时别太过，如果有微波炉，可以将菠菜放入用高火加热约 1 分钟，不用过凉水。菠菜和鸡蛋一起食用营养搭配均衡更有助于营养的消化和吸收。

特别提示

在选购菠菜时尽量选择新鲜、没有失水的，刚采摘下来的菠菜应该放在低温下冷藏起来。菠菜含有草酸，食后影响人体对钙的吸收，食用时宜先用沸水焯一下，以减少草酸含量。一般用塑料袋装好放入冰箱中保存，注意湿度。若放入有洞的塑料袋中更佳，既可较少水分的丢失，也可减少物理损伤。

 生菜　辅助降血压

功效

生菜有清肝、利胆、养胃的功效。生菜所含的膳食纤维比白菜多，有消除多余脂肪的作用，故而生菜又是一种减肥食物。生菜中含有甘露醇等成分，有利尿和促进血液循环的功效。生菜的茎叶中含有莴苣素，可用于镇静催眠、降低胆固醇及三酰甘油，对控制神经衰弱等症也有功效。

营养成分

热量（千焦）	四大营养素（每100克）			
	蛋白质（克）	膳食纤维（克）	脂肪（克）	糖类（克）
54.4	1.3	0.7	0.3	2.0

降糖贴士

生菜中钾、磷、铁等矿物质含量较为丰富，且含有较多膳食纤维，对降低血糖、减缓餐后血糖上升有益处。

烹调要诀

生菜一般生吃凉拌，也可以做汤或底料。

食用宜忌

生菜对乙烯极为敏感，容易诱发赤褐斑点，储存时要远离苹果、梨和香蕉。生菜性味寒凉，尿频、胃寒的人宜少吃。

每日适宜量

每天约食 80 克为宜。

推荐食谱

生菜拌竹笋：竹笋 300 克，生菜 100 克，香油、料酒、白糖、姜末、精盐、味精各适量。将生菜洗净，切丝；将去壳的竹笋洗净，切成滚刀片；把竹笋、生菜一起放入锅中焯水，捞出沥干水分，装盘；将味精、精盐、姜末、料酒、白糖拌入笋片、生菜丝中，再淋上香油拌均匀即可。

特别提示

在挑选生菜的时候，除了要看菜叶的颜色是否青绿外，还要注意茎部，茎色带白的才够新鲜。好的生菜在有的地方被称作是"玻璃生菜"，虽然看上去没有真的玻璃那般夸张的透亮，但却也说明了其质感。越好的生菜叶子越脆，而且叶片不是非常厚，叶面有诱人的光泽度，如果在叶子的正面滴上一滴水，水滴不会化开。不新鲜的生菜会因为空气氧化的作用，在叶面有断口或者褶皱的地方，变得好像生了锈斑一样，而新鲜的生菜则不会如此。

 ## 苋菜　减少糖尿病并发症

功效

苋菜含有丰富的铁和维生素 K，具有促进凝血的作用，还可增加血红蛋白的含量并提高血液的携氧能力，促进造血功能。苋菜富含钙质且易被人体吸收，因此对牙齿和骨骼的生长有促进作用，是儿童、中老年人和孕期妇女的保健菜。苋菜还能减肥，常吃可以减肥轻身，防止便秘，促进排毒。

营养成分

热量（千焦）	四大营养素（每100克）			
	蛋白质（克）	膳食纤维（克）	脂肪（克）	糖类（克）
104.6	2.8	2.2	0.3	5.0

降糖贴士

苋菜中富含镁元素，镁是人体不可缺少的矿物质，对维持血糖稳定起着重要作用，补镁可以改善糖耐量受损，减少胰岛素的用量。苋菜含有的镁，能够帮助有效控制血糖。

烹调要诀

苋菜一般是素炒、做汤。各种人群均适宜食用，尤其适合老、幼、妇女及减肥者。

食用宜忌

苋菜在烹调时不宜加醋而适宜加足量蒜末，且烹调时间不宜过长，以免造成营养成分的流失。苋菜不能在服用四环素族药物及红霉素、甲硝唑（灭滴灵）时食用，脾胃虚弱者宜少吃。

每日适宜量

每天约食 80 克为宜。

推荐食谱

苋菜豆腐汤：苋菜 200 克，豆腐 200 克，味精、盐、植物油适量。将红苋菜摘去黄叶，去茎洗净；豆腐用开水烫一下，切成块；锅内加水烧开，加熟猪油、豆腐块和苋菜，最后以盐和味精调味即可。

特别提示

挑选苋菜要注意以下几个小窍门：嫩苋菜叶子小，老苋菜叶子大；嫩苋菜须子少，老苋菜须子多；根一定是完整的，如果有切口则说明是人为剪断的；嫩苋菜能掐断，老苋菜掐不断。

 ## 荠菜　有效控制血糖

功效

荠菜所含的荠菜酸是有效的止血成分，能缩短出血及凝血时间，特别是对内出血的止血效果明显。荠菜中所含的二硫酚硫酮，不但具有抗癌作用，还可防止硝酸盐和亚硝酸盐在消化道中沉积转变成致癌物质亚硝胺，可预防胃癌和食管癌。荠菜含有大量的粗纤维，食后可增强大肠蠕动，促进粪便排泄，从而提高人体的新陈代谢。有助于防治高脂血症、高血压、冠心病、肥胖症、糖尿病等。

营养成分

热量（千焦）	四大营养素（每 100 克）			
	蛋白质（克）	膳食纤维（克）	脂肪（克）	糖类（克）
113.0	2.9	1.7	0.4	4.7

降糖贴士

荠菜富含丰富的胡萝卜素，能有效对抗人体内的自由基，具有降低血糖、降低血压、强心等功效。

烹调要诀

荠菜的食用方法很多，可制作成春卷，或加入鸡蛋、粉丝做饺子馅，非常美味。

食用宜忌

荠菜有宽肠通便的作用，便溏泄泻者应慎食。荠菜有止血作用，故而不宜与抗凝血药物一起食用。

每日适宜量

每天约食 60 克为宜。

推荐食谱

荠菜炒鸡丁：鸡胸脯肉 150 克，荠菜 80 克，竹笋 40 克，料酒、盐、味精、淀粉、植物油各适量。将鸡脯肉洗净，切丁，放碗中，加水淀粉上浆；熟竹笋切丁，荠菜切末；炒锅置火上烧热，下油烧热，放入鸡丁滑散至变色，倒出沥油；锅里留油 50 毫升，放入竹笋丁、荠菜末炒匀；加鸡汤、料酒、精盐、味精烧沸；将鸡丁回锅，并入水淀粉推匀；淋入热油，装入平盘堆成山形即成。

特别提示

挑选荠菜时，注意颜色为深绿色佳（浅、嫩绿色为棚种），根粗，须长（有点像人参）。开花的是有些老了，最好不要。清洗时先将荠菜黄叶、烂叶挑出，在水盆中先放入少量食用碱（可去除农药），浸泡半小时后换水再浸，洗几次后直到水清；再开小水一根根地冲洗根部（根须营养好勿弃），放入菜篮中滴干水。可将干净的荠菜放入冷藏室保鲜，随时食用。

 芥蓝　稳定餐后血糖

功效

芥蓝中含有有机碱，使它带有一定的苦味，能刺激人的味觉神经，可增进食欲，可加快胃肠蠕动，帮助消化。芥蓝中有一种独特的苦味成分叫奎宁

（金鸡纳霜），能抑制过度兴奋的体温中枢，起到消暑解热的作用。此外，芥蓝还含有大量的膳食纤维，能防止便秘，降低胆固醇，软化血管，预防心脏病。芥蓝对肠胃热重、熬夜失眠、虚火上升，或因缺乏维生素C而引起的牙龈肿痛出血，很有帮助。

营养成分

热量（千焦）	四大营养素（每100克）			
	蛋白质（克）	膳食纤维（克）	脂肪（克）	糖类（克）
113.0	2.8	1.6	0.4	2.6

降糖贴士

芥蓝中的膳食纤维进入胃肠后，吸水膨胀呈胶状，能延缓人体对食物中葡萄糖的吸收，降低胰岛素需求量，减轻胰岛细胞的负担，稳定餐后血糖。

烹调要诀

芥蓝可凉拌或炒食。炒时放入少许的糖和酒，有效改善苦味。同时，由于芥蓝梗粗不易熟透，所以，烹制时加入的汤水要比一般菜多一些，炒的时间要长些，这样能更好地保持菜中所含的水分。

食用宜忌

芥蓝能抑制人体分泌性激素，故而孕妇不宜多吃，或应禁食。

每日适宜量

每天约食100克为宜。

推荐食谱

蚝油芥蓝牛肉：牛肉（肥瘦）225克，芥蓝600克，胡萝卜25克，姜3克、大蒜3克、植物油90克、酱油50克、玉米面（黄）6克、茨粉5克、白砂糖2克、盐2克、味精1克、酱油10克、蚝油10克、料酒10克、各适量。牛肉切片后加酱油、玉米粉、茨粉、油10毫升、清水50毫升拌匀，腌渍1.5小时，备用；芥蓝切去头、尾、老茎、残叶部分，洗净备用；蒜头切碎；姜切末；胡萝卜切片；炒锅中倒入30毫升油烧热，放芥蓝及糖、盐中火略炒；再加20毫升清水继续炒，待菜熟即盛起，沥去水分；炒锅中倒入50

毫升油烧热,将牛肉放入摊开,至七成熟时,加芥蓝菜、胡萝卜、姜、蒜茸及味精、酱油、蚝油、酒拌炒;最后勾芡,炒匀盛起;先铺芥蓝,再摆上牛肉、胡萝卜、姜片,即可上桌。蚝油是广东的特殊调料,由新鲜牡蛎经加工提炼而成,富有营养,除在烹调时使用之外,也作为蘸料。

特别提示

芥蓝较耐储运,采收后如需长途运输的应放在筐内,在湿度为 1~3℃、相对湿度96%的室内进行预冷,约 24 小时后便可用泡沫塑料箱包装运输,或贮存于1℃的库中。如果芥蓝的质量好,储运期 1 个月,除稍有轻耗外,其余正常。

  # 豌豆苗　适宜 2 型糖尿病患者

功效

豌豆中富含粗纤维,能促进大肠蠕动,保持大便通畅,起到清洁大肠的作用。豌豆中富含人体所需的各种营养物质,尤其是含有优质蛋白质,可以提高机体的抗病能力和康复能力。豌豆中富含胡萝卜素,食用后可防止人体致癌物质的合成,从而减少癌细胞的形成,降低人体癌症的发病率。

营养成分

热量（千焦）	四大营养素（每100 克）			
	蛋白质（克）	膳食纤维（克）	脂肪（克）	糖类（克）
108.8	4.8	1.9	0.8	2.6

降糖贴士

豌豆苗中含有较多的铬,铬是胰岛素的辅助因子,可以增强胰岛素的效能,促进机体利用葡萄糖,改善糖耐量受损,利于糖尿病患者的辅助治疗。

烹调要诀

豌豆苗营养价值高,是绿色无公害蔬菜,而且吃起来清香滑嫩,味道鲜美独特。用来热炒、做汤、涮锅都不失为餐桌上的上乘蔬菜。

食用宜忌

豌豆苗营养丰富，没有特殊的食用宜忌，在适量的情况下，任何人都能食用。

每日适宜量

每天约食 50 克为宜。

推荐食谱

豌豆苗肉丝汤：鲜豌豆苗 200 克，肉丝 150 克，料酒、盐、味精、胡椒粉、玉米粉各适量。豌豆苗洗净，肉丝用料酒、盐、玉米粉浆上待用；锅置旺火上，加汤烧开，肉丝下锅，再把豌豆苗、盐、味精、胡椒粉入锅，烧开即可。

特别提示

挑选豌豆苗没有特别的技巧，一般情况下，以茎粗叶大、新鲜肥嫩者为佳。

空心菜 有益 2 型糖尿病患者控制血糖

功效

空心菜的营养素成分之全面，含量之高在各类蔬菜中是出类拔萃的。空心菜中膳食纤维的含量较丰富，可促进肠胃蠕动，通便解毒。空心菜中含有叶绿素，被称为"绿色精灵"，有洁齿、防龋、除口臭的作用，还能健美皮肤，是美容佳品。长期食用空心菜能降低胆固醇、三酰甘油的含量，具有调脂减肥的功效。

营养成分

热量（千焦）	四大营养素（每100克）			
	蛋白质（克）	膳食纤维（克）	脂肪（克）	糖类（克）
83.7	2.2	1.4	0.3	3.6

降糖贴士

空心菜热量低，且含有植物胰岛素和硒，可以有益于 2 型糖尿病患者控制血糖。

烹调要诀

空心菜宜爆炒或焯后凉拌，武火快炒可避免营养流失。

食用宜忌

空心菜性寒滑利，脾胃虚寒、体质虚弱、便溏者慎食。

每日适宜量

每天约食 50 克为宜。

推荐食谱

姜汁空心菜：空心菜 150 克，生姜 20 克，味精、醋、精盐、花椒油各适量。将空心菜择洗干净，放入开水中余一下，沥干水分，切成长段；将生姜去皮洗净，加入精盐、味精、醋、花椒油，再加入少许矿泉水拌匀成姜汁；将空心菜放入盘中，加入姜汁搅拌均匀即可。

特别提示

生吃空心菜之前，要用开水先焯一下，然后加入香油、醋、酱油、味精、食盐凉拌，也可做成泡菜。熟吃时可与猪肉丝同炒味道较好，与猪肉同煮可使肉质鲜嫩，也可做成汤或者下面条食用。空心菜配以鸡蛋、鸭蛋、鱼类，或配以豆腐、百叶之类豆制品，也能做出美味佳肴。

 裙带菜　降血糖、辅助治疗糖尿病

功效

裙带菜营养丰富，含有丰富的碘和钙，其蛋白质和铁的含量比海带还要多。裙带菜能清热、生津、通便，有利于智力发育、美容减肥。另外，长期食用裙带菜对预防高血压、糖尿病、心血管病、缺碘性甲状腺肿大、癌症、便秘等有一定的作用。

营养成分

热量（千焦）	四大营养素（每100克）			
	蛋白质（克）	膳食纤维（克）	脂肪（克）	糖类（克）
83.7	2.2	1.4	0.3	3.6

降糖贴士

裙带菜的黏液中含有的褐藻酸和岩藻固醇，可降低血液中的胆固醇，有利于体内多余的钠离子排出，防止脑血栓发生，改善和强化血管，防止动脉硬化及降低高血压等。

烹调要诀

可煮食、拌饭，或与一些鱼类同炖。

食用宜忌

高血压、冠心病、动脉硬化、甲状腺肿大、便秘患者适宜食用；此外还适宜少年儿童和孕妇以及哺乳期女性食用。

脾胃虚寒、腹泻便溏者不宜食用。空心菜性寒，有滑利的作用，因此不适宜体质虚弱、脾胃虚寒、腹泻的人群多吃。

每日适宜量

每天约食50克为宜。

推荐食谱

裙带菜粥：泡的裙带菜200克，粳米200克，香油、水、盐各适量。将米淘后泡2小时左右，并捞在筐里除去水分；把裙带菜切碎后用香油炒一炒，并加水熬汤，在热汤里放米并熬粥，以盐调味。

特别提示

裙带菜黏液中的成分具有溶解于水的性质，在洗涤时如果不注意，这些成分将会流失。因此，在洗涤时如果是盐渍裙带菜和灰干裙带菜轻轻地洗掉盐分和杂物即可；如果是干燥裙带菜，则最好是连浸泡过的水也一起使用，但需要注意盐的使用量。

 大白菜　预防糖尿病和肥胖症

功效

现代营养学研究表明，大白菜中所含的营养成分比较全面，富含的粗纤维能够促进胃肠蠕动，减少大便在体内的存留时间，防止大便干结，减少大便中各种致癌物与肠黏膜的接触。所以，多食大白菜，既能预防和治疗便秘，也能预防痔疮和直肠癌。白菜的含钙量极其丰富，而钙既是构成机体骨骼和牙齿的主要原料，也在维持神经肌肉的正常活动并在凝血机制中起着相当重要的作用。

在秋冬时节，干燥的气候对皮肤伤害很大，而大白菜内含有丰富的维生素，常吃可以起到很好的护肤和养颜功效。

营养成分

热量（千焦）	四大营养素（每100克）			
	蛋白质（克）	膳食纤维（克）	脂肪（克）	糖类（克）
71.2	1.5	0.8	0.1	3.2

降糖贴士

大白菜热量低，所含的膳食纤维有利于肠道蠕动和废物的排出，可以延缓餐后血糖上升，是预防糖尿病和肥胖症的理想食品。

烹调要诀

大白菜的食用方法很多，烧、熬、煎、炒、溜、涮、凉拌等都可以，特别是与鲜菇、冬菇、火腿、虾米、肉等同烧，可以做出很多美味佳肴。

食用宜忌

腐烂后的大白菜不能吃，由于白菜在腐烂过程中能使血液中的血红蛋白丧失携氧能力的亚硝酸盐，这种物质能使人发生严重缺氧现象，甚至危及生命。

每日适宜量

每天约食 100 克为宜。

推荐食谱

豆腐大白菜：大白菜 400 克，油豆腐 300 克，大蒜（白皮）5 克，淀粉（豌豆）3 克，酱油 5 毫升，白酒 5 毫升，盐 3 克，白砂糖 3 克，味精 2 克，植物油 20 毫升。将小白菜清洗干净，切成 3 厘米长的段，再将叶及梗分开；油豆腐稍冲洗后，分别切成 8 小块；锅中倒入 20 毫升油烧热，放入蒜末炒香；继续放入小白菜梗炒匀，再放入所有的调味料（高汤 1 杯、酱油 5 毫升、白酒 3 毫升、白糖 3 克、味精 2 克）及豆腐同煮至开，改用文火继续煮；待汤汁剩 1/3 杯时，放入小白菜叶炒软；最后放入水及淀粉勾芡即可。

特别提示

在挑选白菜时，注意选择新鲜、嫩绿、较紧实和结实的。有虫害、松散、茎粗糙、叶子干瘪发黄、带土过多、发育不良的白菜质量较差。冬天储存可用无毒塑料袋保存，如果室内温度过低，可用袋子从白菜根部套上去，然后把口扎上。

 ## 圆白菜 糖尿病的理想食物

功效

圆白菜富含膳食纤维、碳水化合物及各种矿物质，维生素 A 比番茄多 3 倍，钙比黄瓜多 4 倍，维生素 U 在绿色蔬菜中具有首位，维生素 P 的含量在蔬菜中名列前茅，是美容护肤的佳品。圆白菜中含有大量的维生素 E 和胡萝卜素，常食有利于机体分泌激素，促进青春期乳房发育，避免中老年后出现乳房萎缩。圆白菜能提高人体免疫力，预防感冒。在抗癌蔬菜中，圆白菜排在第五位。新鲜的圆白菜中含有植物杀菌素，有抑菌消炎作用，对咽喉疼痛、外伤肿痛、蚊虫叮咬、胃痛牙痛之类都有一定的治疗效果。圆白菜中含有某种"溃疡愈合因子"，对溃疡有着很好的治疗作用，能加速创面愈合，是胃溃疡患者的食疗佳品。

营养成分

热量（千焦）	四大营养素（每100克）			
	蛋白质（克）	膳食纤维（克）	脂肪（克）	糖类（克）
92.1	1.5	1.0	0.2	4.6

降糖贴士

人体内铬的储存不足，可能导致胰岛素活性降低，使糖耐量受损，引发糖尿病。圆白菜富含铬，能调节血糖和血脂，是糖尿病患者和身体肥胖者的理想食物。

烹调要诀

圆白菜的吃法很多，炒食、凉拌、配菜、腌制均可，而且中餐、西餐都可应用。

食用宜忌

新鲜的卷心菜中含有一种植物杀菌素，有抑菌消炎的作用，轻微的咽喉疼痛、外伤肿痛、蚊虫叮咬、胃痛、牙痛等都可食用圆白菜作为辅助治疗。生食圆白菜能抗甲状腺肿大，加热后作用消失，故而调治甲状腺功能亢进时要以鲜菜凉拌食用。

每日适宜量

每天约食 100 克为宜。

推荐食谱

甘蓝拌三丝：苹果1个，粉丝50克，黄瓜1个，甘蓝半个，玫瑰露酒50毫升，精盐、白糖、白醋适量。将苹果去皮，切成丝；黄瓜、甘蓝洗净切丝待用；锅中倒入水，煮沸后将水发粉丝焯水后用凉开水过凉；取小碗，放入白糖、盐、白醋、玫瑰露酒拌匀调成汁；再取一器皿，放入苹果丝、甘蓝丝、粉丝和西瓜丝，倒入调好的汁拌匀即可。

特别提示

挑选圆白菜叶球要坚实，松散的表示包心不紧，一般尖顶的圆白菜肉质细糯、口味佳。

 紫甘蓝　降血糖、消暑止渴

功效

紫甘蓝含有维生素 C、维生素 E 和 B 族维生素。维生素 C 有预防糖尿病性血管病变的作用，并能预防糖尿病患者发生感染性疾病；维生素 E 能够预防糖尿病患者发生血管并发症；维生素 B 族能够预防糖尿病患者出现周围神经功能障碍和视网膜病变，改善糖耐量。

营养成分

热量（千焦）	四大营养素（每100克）			
	蛋白质（克）	膳食纤维（克）	脂肪（克）	糖类（克）
19	1.2	3.0	0.2	6.2

降糖贴士

紫甘蓝中的花青素可以帮助抑制血糖上升，预防糖尿病。紫甘蓝含有铬，可以提高胰岛素活性，对血糖和血脂都有调节作用。

烹调要诀

紫甘蓝食用方法既可生食，也可炒食。但为了保持营养，以生食为好。如炒食，要急火重油，煸炒后迅速起锅。

食用宜忌

紫甘蓝特别适合动脉粥样硬化患者、胆结石患者、肥胖症患者、糖尿病患者、孕妇和有消化道溃疡的人食用。腹腔和胸外科手术后，胃溃疡及出血特别严重时，以及患有腹泻及肝病时不宜食用。皮肤瘙痒性疾病、眼部充血、甲亢患者忌食。

每日适宜量

每天约食 60 克为宜。

推荐食谱

糖醋紫甘蓝：紫甘蓝 500 克，生姜 10 克，干辣椒 3 只，植物油、精盐、白糖、白醋各适量。将紫甘蓝去净老叶，削去根后洗净，切成约 4 厘米长、3 厘米宽的长条，加少许精盐拌和，腌渍 2 小时后，轻轻挤去水分，排放盆中；干红辣椒去籽，洗净后切成细丝；姜切丝。将盐、糖、醋调成适合口味的卤汁，倒入紫甘蓝内，菜面上放些姜丝；炒锅加植物油 15 毫升，烧熟后降温至四成热，放入辣椒丝爆出香味，捞出辣椒弃去；随即将紫甘蓝与姜丝，倒入热油锅中，煸炒片刻，就可起锅食用。

特别提示

紫甘蓝以平头形、圆头形为好，这两个品种菜球大，紧实而肥嫩，出菜率高，吃起来味道好，而尖头形要差些。在同一品种中，应选菜球紧实者，同样重量时，以体积小者为佳。

白菜花　改善糖耐量和血脂

功效

菜花是含有类黄酮最多的食物之一。类黄酮除了可以防止感染，还是最好的血管清理剂，能够阻止胆固醇氧化，防止血小板凝结成块，从而减少心脏病和脑卒中的危险。有些人的皮肤一旦受到小小的碰撞就会变得青一块紫一块，这是由于体内缺少维生素 K 的缘故。预防的最佳途径就是多吃菜花，可使血管壁的韧性加强，不容易破裂。长期食用菜花还可以减少乳腺癌、直肠癌及胃癌的发病率。据美国癌症协会研究显示，在众多的蔬菜中，菜花、大白菜的抗癌效果最好，菜花已被列为最佳抗癌食物。

营养成分

热量（千焦）	四大营养素（每 100 克）			
	蛋白质（克）	膳食纤维（克）	脂肪（克）	糖类（克）
62.8	2.1	1.2	0.2	4.6

降糖贴士

菜花属于高纤维蔬菜，能有效降低肠胃对葡萄糖的吸收，进而降低血糖，有效控制糖尿病的病情。菜花中含有丰富的铬，而铬是胰岛素的辅助因子，只有在铬的参与下，胰岛素才能发挥降血糖、降血脂的作用，缺铬会导致糖代谢紊乱，继而引起糖尿病。

烹调要诀

菜花凉拌、烹炒均可。凉拌可焯水后，做成糖醋菜花。烹炒可以与肉片、鸡蛋配合，味道都非常鲜美。

食用宜忌

菜花因其生长形态常有农药的残留，且易生菜虫，所以洗菜时，可将菜花先放在淡盐水里浸泡几分钟，先去除残留农药，驱赶菜虫。吃菜花时要嚼烂，这样才有利于营养的吸收。烹饪菜花时不要煮得太烂。菜花在肠胃中分解后容易引起胀气，在烹调菜花时加一些大蒜、胡椒、小茴香等辛辣调料，便可以大大减少胀气的不适，还有利于增进食欲、帮助消化。

每日适宜量

每天约食 70 克为宜。

推荐食谱

菜花烧鸡块：小公鸡 1 只（约 500 克），菜花 150 克，葱姜等调味料适量。小公鸡宰杀洗净，剁成 3 厘米见方的小块；菜花摘成小朵；葱、生姜改刀成葱段、姜片；菜花用沸水略烫一下后，至出香，下鸡块炒至无血渍时，放入酱油继续煸至上色；然后放入绍酒、盐和少量清水，用武火烧沸；移至文火焖烧后，以武火收汤，放入白砂糖、味精、菜花，用少许生粉勾芡，即可装盘。

特别提示

选购菜花时，应挑选花球雪白、坚实、花柱细、肉厚而脆嫩、无虫伤及机械伤、不腐烂的为好。此外，可挑选花球附有两层不黄不烂青叶的菜花。花球松散、颜色变黄，甚至发黑、湿润或枯萎的为质量低劣，食味不佳，营养价值下降。

菜花是一种不容易保存的蔬菜，温度高容易散花，温度低容易冻伤。最好保留菜花原有的叶片，用保鲜袋密封放入冰箱冷藏室，温度控制在 0℃ 为佳，一般可保存 1 周左右。

 ## 西兰花　提高胰岛素的敏感性

功效

西兰花常被称为"绿菜花"。它含有丰富的维生素 C，能增强肝脏的解毒能力，提高机体免疫力。西兰花含有一定量的类黄酮物质，对高血压、心脏病有调节和预防的作用。西兰花中含有硫代葡萄糖苷，是一类有抗癌功效的物质，可以预防多种癌症。

营养成分

热量（千焦）	四大营养素（每100克）			
	蛋白质（克）	膳食纤维（克）	脂肪（克）	糖类（克）
133.9	4.1	1.6	0.6	4.3

降糖贴士

西兰花中含有铬，铬能帮助糖尿病患者提高胰岛素的敏感性，起到控制病情的作用。

烹调要诀

西兰花品质柔嫩，纤维少，水分多，风味比花椰菜更鲜美。西兰花主要供西餐配菜或做色拉。现在，西兰花也应用到日常中餐中，凉拌或是烹炒均可。

食用宜忌

西兰花煮后颜色会变得更加鲜艳，但要注意的是，在烫西兰花时，时间不宜太长，否则失去脆感，拌出的菜也会大打折扣；西兰花焯水后，应放入凉开水内过凉，捞出沥净水再用，烧煮和加盐时间也不宜过长，才不致丧失和破坏防癌、抗癌的营养成分。

每日适宜量

每天约食 70 克为宜。

推荐食谱

素炒西兰花：西兰花 300 克，大蒜 10 克，淀粉、盐、鸡精、水适量。先把西兰花洗净，适当切块，放到沸水里烫熟，捞出装盘待用；大蒜洗净包好，制成蒜蓉，用水、淀粉、盐、鸡精调成水淀粉备用；干净的炒锅中，放入已经调好的淀粉水，文火轻轻搅拌到透明状；撒下蒜蓉立即关火出锅，淋在已经装盘摆好的西兰花上即可。

特别提示

西兰花选购时以花蕾青绿、柔软饱满、中央隆起的为上选。西兰花的幼嫩程度在于花蕾，花苞越小，说明西兰花越嫩，口感越好。此外，如果顶部的花蕾已变成黄色，则表示不新鲜，最好不要购买。

 莴笋 改善糖代谢

功效

现代研究证实，莴笋能改善消化系统的功能，刺激消化液的分泌，促进食欲，并能改善肝脏功能，有助于抵御风湿性疾病。莴笋含有较高的钾，有利于促进排尿，减少对心房的压力，对高血压和心脏病患者极为有益。莴笋含有碘元素，对人的基础代谢、心智和体格发育甚至情绪都有影响。经常食用可以消除紧张，帮助睡眠。莴笋还含有丰富的氟元素，能够促进牙齿和骨骼的生长发育，是少年儿童成长必需的食物。

营养成分

热量（千焦）	四大营养素（每100克）			
	蛋白质（克）	膳食纤维（克）	脂肪（克）	糖类（克）
58.6	1.0	0.6	0.1	2.8

降糖贴士

莴笋中无机盐、维生素含量较为丰富，尤其是含有较多的烟酸。烟酸是胰岛素的激活剂，糖尿病患者经常吃些莴笋，可以改善糖的代谢。

烹调要诀

莴笋在烹调中应用很广泛，既可以做主料，又可以做配料。一般适用于炒、炝、烧、拌等方法，还可以做泡菜。

食用宜忌

莴笋中的某种物质对视神经有刺激作用，患有眼疾的人不宜食用。莴笋性寒，刚产后的女性不宜食用。

每日适宜量

每天约食 60 克为宜。

推荐食谱

莴笋炒肉丝：莴笋 200 克，猪肉（肥瘦）100 克，料酒、盐、酱油、甜面酱、大葱、味精、淀粉、猪油、花椒各适量。先将肉洗净切成 6 厘米左右长的肉丝；莴笋去根，叶，削去皮筋，也切成细丝；将炒锅置于火上，放入油，热后下入肉丝，煸炒变色，下入葱末、面酱，待面酱炒熟；将莴笋丝下锅，翻炒两下，加入料酒、酱油，少许汤，再加入味精、精盐，勾芡，淋入花椒炒拌均匀即可。

特别提示

选择茎粗大、中下部稍粗或呈棒状，叶片不弯曲、没有黄叶、不发蔫、肉质细嫩，多汁新鲜，没有枯叶和空心的，味道不苦涩者。

 芦笋 调解血液中脂肪与糖分的浓度

功效

芦笋含有的蛋白质、碳水化合物、多种维生素和微量元素的质量均高于普通蔬菜，经常食用芦笋对心脏病、高血压、心跳过速、疲劳、水肿、膀胱炎、排尿困难等病症均有益处。芦笋中含有丰富的叶酸，大约 5 根芦笋中就含有超过 100 微克叶酸，已达到每日需求量的 1/4，因此多吃芦笋能达到补充叶酸的目的。芦笋还具有使细胞生长正常化、防癌细胞扩散的功效，国际癌症病友协会认为，芦笋对膀胱癌、肺癌、皮肤癌和肾结石等病症有特殊疗效。

营养成分

热量（千焦）	四大营养素（每100克）			
	蛋白质（克）	膳食纤维（克）	脂肪（克）	糖类（克）
54.4	1.4	1.9	0.1	4.9

降糖贴士

芦笋所含的香豆素有降低血糖的作用。芦笋中的铬含量高，这种微量元素可以调解血液中脂肪与糖分的浓度。

烹调要诀

芦笋凉拌或热食都可以。热食时，芦笋中的叶酸很容易被破坏，所以要避免高温蒸煮，最好用微波炉小功率热熟。

食用宜忌

芦笋不宜生吃，也不宜存放太久，应低温避光储存。

每日适宜量

每天约食60克为宜。

推荐食谱

芦笋扒冬瓜：芦笋150克，冬瓜200克，姜丝、葱末、味精、湿淀粉各适量。将芦笋去皮洗净，切丁，用沸水焯一下，冷水浸凉；将冬瓜去皮，洗净切丁，用沸水焯一下，冷水浸凉；将芦笋、冬瓜、葱末、姜丝一起放入锅中，撒入适量精盐、加水适量，煨炖半小时，再放入味精，以湿淀粉勾芡即可。

特别提示

芦笋要选择笔直粗壮的，长为12~22厘米，直径至少达到1厘米，以色泽浓绿、穗尖紧密的为佳品。可以用指甲在芦笋根部轻轻掐一下，有印痕的是比较新鲜的。存放芦笋时，要避免阳光直射，可以先放入保鲜袋里再放入冰箱，以保留养分。芦笋最好新鲜食用，一次不要购买过多。

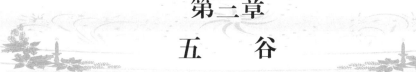

第三章
五　谷

　　五谷是大众的主食，在膳食中占有重要地位，是蛋白质和热量的主要来源，也是一些矿物质和 B 族维生素的重要来源。

谷类主要营养素

　　蛋白质：主要由谷蛋白、醇溶蛋白、白蛋白和球蛋白组成。谷蛋白和醇溶蛋白占很大比重，小麦、稻米和玉米上述两种蛋白质分别占蛋白质总量的 80% 、83% 和 85% ~95% 。谷蛋白与醇溶蛋白的氨基酸组成均不平衡，赖氨酸含量很少，苏氨酸、色氨酸、苯丙氨酸和甲硫氨酸等亦缺乏，因此粮谷蛋白质的营养价值较差，其生理价值仅为 50~60 。

　　脂类：脂类在粮谷中含量很少，只占总重量的 1% ~2% ，主要分布在糊粉层和胚芽。粮谷的脂类主要是三酰甘油和少量的植物固醇和卵磷脂。玉米和小麦胚芽所提取的胚芽油，80% 为不饱和脂肪酸，其中 60% 是人体必需的亚油酸。近年来国内外利用胚芽油在防治脂肪肝、动脉粥样硬化、降低血清胆固醇等方面取得了一定效果。

　　碳水化合物：粮谷中碳水化合物的 70% 为淀粉，此外为糊精、戊聚糖、葡萄糖和果糖等。淀粉又分直链淀粉和支链淀粉两种，直链淀粉是由葡萄糖残基结合成链状，溶于热水呈胶状液，支链淀粉在链状结构上有 1、6 链相连接的分支，加水加热时先膨胀后糊化。不同品种的粮谷两种淀粉含量比例不同，小麦和糯米中支链淀粉含量较多，约占 2/3 以上，在食品加工业上有重要意义。

　　矿物质：粮谷含有丰富的磷，此外还有钙、铁、锌、锰、镁、铜、钼等矿物质。所有矿物质均与纤维素呈平行分布，主要存在于谷皮和糊粉层，在加工过程中大部分丢失。粮谷含有一定量的植酸，可与一些矿物质形成几乎难以吸收的植酸盐，因此粮谷的矿物质营养价值较差。

　　维生素：粮谷主要含有 B 族维生素，如维生素 B_1（硫胺素）、维生素 B_2（核黄素）、烟酸（尼克酸）、泛酸和吡哆醇等。集中分布于糊粉层和胚芽。

尽管在加工过程中维生素丢失较多，但粮谷仍是我国人民硫胺素和烟酸的主要食物来源。

水分： 正常谷类含水量为 11%～14%。含量高能增加谷粒中酶的活动，促进谷类代谢，分解产热，使温度上升，利于微生物和仓库害虫的繁殖，不利于保藏，在贮藏中应将水分降到 14% 以下。

 荞麦 对糖尿病并发高脂血症等很有益处

功效

荞麦富含水分、蛋白质、脂肪、膳食纤维、糖类、维生素等多种营养素。荞麦中有大量的烟酸，烟酸能够促进机体的新陈代谢，增强解毒能力，可起到扩张血管和降低血液胆固醇的效果。荞麦中的铁、锰、锌等微量元素含量比一般谷物高，而且含有丰富的膳食纤维，因此荞麦有非常好的保健功效。荞麦中含有的黄酮类成分，能够起到抗菌、消炎、止咳、平喘、祛痰和降血糖的功效。荞麦富含镁元素，可使血管扩张，促进人体纤维蛋白溶解，抑制凝血块的形成，从而起到抗血栓的作用，也有利于降低血清胆固醇。

营养成分

热量（千焦）	四大营养素（每100克）			
	蛋白质（克）	膳食纤维（克）	脂肪（克）	糖类（克）
1356.2	9.3	6.5	2.3	73

降糖贴士

荞麦中的黄酮成分、锌、维生素 E 等，具有改善葡萄糖耐量的功效。荞麦的升糖指数低，用荞麦代替主食，有利于控制血糖。

烹调要诀

荞麦可磨成面粉制作馒头等主食，与蔬菜、肉制品等搭配，补充营养的同时能降低血糖。

食用宜忌

荞麦适合任何人群，尤其是糖尿病患者非常适宜，但不宜一次吃过多，否则容易导致消化不良。此外，脾胃虚寒、经常腹泻和消化功能不好的人不宜吃荞麦。

每日适宜量

每天约食 60 克为宜。

推荐食谱

荞麦粥：荞麦粉 100 克，黄芽白 100 克，香菇 50 克。先将荞麦面放入碗内，用沸水调成稀糊；再将黄芽白与香菇分别用清水洗净，切成丝；最后把砂锅上火，加入麻油、黄芽白及香菇略炒，再加入清水、精盐、味精烧开，将荞麦糊均匀地撒入锅中，煮至熟透即可食用。

特别提示

在选择荞麦时，要选购以大小均匀、质地饱满、有光泽的为宜。荞麦适宜在常温、干燥、通风的环境中储存，亦可与干燥剂同放在密闭容器内低温保存。

 ## 燕麦　预防糖尿病合并高脂血症

功效

燕麦的营养价值非常高，是名副其实的保健谷类。首先，燕麦所含的 B 族维生素及维生素 E、叶酸等，能改善血液循环、消除疲劳，有利于胎儿的生长发育。燕麦中含有丰富的膳食纤维，有润肠通便、预防便秘的作用。燕麦中含有钙、磷、锌等微量元素，可预防骨质疏松、贫血，促进伤口愈合。其次，燕麦含有的 B 族维生素和锌，可以有效地降低人体中的胆固醇，对心脑血管疾病起到一定的预防作用。燕麦所含的亚麻油酸是人体最重要的必需脂肪酸，能维持人体正常的新陈代谢活动，同时又是合成前列腺素的必要成分，在维护人体的性功能方面发挥着重要的作用。

营养成分

热量（千焦）	四大营养素（每100克）			
	蛋白质（克）	膳食纤维（克）	脂肪（克）	糖类（克）
1536.2	15	5.3	6.7	66.9

降糖贴士

对糖尿病患者来说，燕麦有非常好的降糖功效。燕麦中的膳食纤维可以增加胰岛素的敏感性，防止餐后血糖的急剧升高，这样机体只需分泌较少的胰岛素就能维持代谢。久而久之，膳食纤维就可以降低循环中的胰岛素水平，减少糖尿病患者对胰岛素的需求。

烹调要诀

做米饭或做馒头时，加入少许燕麦，不仅会使米饭、馒头更筋道，还会为主食增添了膳食纤维，有助于餐后血糖的平稳。

食用宜忌

燕麦适合产妇、婴幼儿、老年人食用，可增强体力、延年益寿，凡是有高血压、高血脂、冠心病、糖尿病等慢性病患者均可食用。但需要注意的是，燕麦虽然营养丰富，但不能一次食用太多，否则可能造成胃痉挛或腹部胀气。食用燕麦片时，要避免长时间高温煮，以防止维生素被破坏，燕麦片煮的时间越长，营养损失就越大。

每日适宜量

每天约食 40 克为宜。

推荐食谱

燕麦红枣粥：燕麦 30 克，清水 120 毫升，红枣 5 颗。将燕麦洗净，沥水捞出放入煲内；加入清水到煲内，武火烧开后转文火，熬制 20 分钟，至燕麦软烂浓稠；关火，用漏勺捞出燕麦，沥水后再次放入煲内；加入红枣，文火慢煲烧开，燕麦粥浓稠即可。

特别提示

选购燕麦时，以干净、籽粒饱满、无霉变、无虫蛀为宜。最好的储存在阴凉干燥的地方。用燕麦加工而成的麦片，现在也逐渐走进大众家中。每天吃 30～50 克麦片可对高血压、高血脂有防治作用。

黑米　适合糖尿病患者作为主食

功效

黑米营养丰富，有很好的滋补作用，被称为"补血米"或"长寿米"。黑米色素的作用在所有米类中是最强的，这种色素中富含黄酮类活性物质，对预防动脉硬化有效。黑米中的硒可以调节体内糖类的正常代谢，能防止脂类在血管壁上的沉积，减少动脉硬化及冠心病、高血压等血管并发症的发病率。

营养成分

热量（千焦）	四大营养素（每100克）			
	蛋白质（克）	膳食纤维（克）	脂肪（克）	糖类（克）
1393.9	9.4	3.9	2.5	72.2

降糖贴士

黑米富含膳食纤维，可以有效降低葡萄糖的吸收速度，防治餐后血糖急剧上升，维持血糖平衡，有利于糖尿病患者病情的改善。而且黑米性平、味甘，适合脾胃虚弱的患者食用。

烹调要诀

黑米的米粒外面有一层坚韧的种皮，极不易煮烂，在食用前，最好先将米洗净后浸泡一夜。但需要注意的是，不要将泡米水倒掉，以免营养流失。在熬煮黑米粥时，最好先用文火长时间熬，这样黑米的醇香和营养才能被煮出来。

食用宜忌

黑米适宜所有人食用，尤其是刚生产的产妇。但是不要食用未煮熟的黑米，这样易引起急性胃肠炎。

每日适宜量

每天约食50克为宜。

推荐食谱

黑米红豆粥：黑米、赤小豆适量，粳米少量。先把上述食物混合在一起，用清水洗净，然后加入适量凉水，把火开到最大；煮开以后 10 分钟，把火降至中小，再煲个 1 小时；最后，把火降到最小，盖上锅盖煮 1 小时即可。煲粥的过程中，如果发现粥过于黏稠，可添加适量水。煲好以后，趁热盛到碗里，加适量白糖。

特别提示

一般情况下，正宗的黑米表面米皮为黑色，剥去米皮，心是白色，米粒颜色由浅到深，而染过色的黑米颜色基本是一致的。正宗黑米用温水泡后有天然米香，染色黑米没有米香，有异味。正宗黑米是糙米，米上有米沟。正宗黑米不易掉色，水洗时才掉色，但染色的黑米，只要经手一搓，就会掉色。

 玉米 辅助控制血糖

功效

玉米富含维生素 C 等营养物质，有长寿、美容的功效。玉米胚尖所含的营养物质有增强人体新陈代谢、调整神经系统的功能，可以使皮肤细嫩光滑，能够抑制、延缓皱纹的产生。玉米须有清热通淋的功效，对于肾盂肾炎、膀胱炎、尿道炎有辅助治疗的效果。玉米中的膳食纤维含量极高，可促进胃肠蠕动，预防便秘、肠炎、肠癌。

营养成分

热量（千焦）	四大营养素（每100克）			
	蛋白质（克）	膳食纤维（克）	脂肪（克）	糖类（克）
443.7	4.0	2.9	1.2	22.8

降糖贴士

玉米含有丰富的铬，铬对糖类的代谢起着非常重要的作用，能够促进机体利用葡萄糖，增加胰岛素的效能。而玉米中所含的丰富的膳食纤维，能够起到辅助治疗糖尿病的作用，因此适合糖尿病患者食用。

烹调要诀

玉米可直接煮食。也可以磨成玉米碴熬粥。在煮玉米碴粥时，可以加入一点点碱面，这样能使玉米中含有的不易被人体吸收的结合型烟酸发生化学反应，转变成容易被人体吸收的物质，这样对糖尿病患者更加有益。

食用宜忌

由于玉米中含有丰富的维生素 A，因此非常适宜干眼病、气管炎、皮肤干燥等症的人和白内障患者食用。但是玉米缺少一些人体必需的氨基酸，所以不宜长期单独食用，可以与豆类等混食来提高营养价值。发霉后的玉米可能产生致癌物，严重影响健康，因此不可食用发霉的玉米。

每日适宜量

每天约食 70 克为宜。

推荐食谱

松子玉米：玉米粒 150 克，青豆 20 克，胡萝卜 30 克，泡开香菇 3 朵，素虾仁 5 克，精盐、味精、香油各适量。将主料用开水氽烫捞出沥干水分；炒锅内加入 500 毫升花生油（色拉油），油温升至温热时放入主料过油捞出沥油；炒锅烧温热，加入适量底油，投入主料及调味料，炒匀，加入水淀粉勾芡，淋香油出勺装盘。

特别提示

抓一把玉米面放入手中反复揉搓后抖落，如果手心沾满浅黄或深黄的粉末状物质，这样的玉米可能是兑了颜色。抓一小把玉米面放入盛水的容器中，如果水变浑浊，并呈现浅黄或深黄色，说明玉米面被掺了颜料。玉米容易受潮发霉，因此保存时要置于阴凉干燥处。

 小米　经常食用的保健谷物

功效

小米富含蛋白质、脂肪、膳食纤维、糖类、维生素以及钙、磷、铁等矿物质。小米的营养价值与大米相比，能高出 7 倍左右。不少产妇生育后，都用小米来调理保养身体，因此小米有"米中参汤"的美誉。小米能有效防止血管硬化，具有防止反胃、呕吐的功效。之所以被广泛用于产妇调养，是因为小米有利于恢复体力，滋阴养血。

营养成分

热量（千焦）	四大营养素（每100克）			
	蛋白质（克）	膳食纤维（克）	脂肪（克）	糖类（克）
1498.5	9.0	1.6	3.1	75.1

降糖贴士

小米中含有丰富的 B 族维生素和矿物质，对糖尿病及并发症有很好的调理作用，有益调节血糖水平。此外，小米具有健脾和胃、滋补身体的功效，对于体制虚脱的糖尿病患者来说是滋补佳品。

烹调要诀

小米多用于熬粥，与大枣、大米等同煮，味道佳且营养丰富。在煮米饭时，也可以放一些小米制作成二米饭，既可以丰富主食口味，又使主食营养更加全面。

食用宜忌

小米中蛋白质的氨基酸组成并不理想，赖氨酸过低而亮氨酸又过高，所以不能完全以小米为主，要与其他谷类搭配食用以避免营养物质缺乏。

每日适宜量

每天约食 50 克为宜。

推荐食谱

小米失眠粥：小米 50 克，鸡蛋 1 个。小米洗净后放入锅中煮成粥，粥将成时倒入鸡蛋液，稍煮即可。

特别提示

一般情况下，优质的小米颜色均匀，呈乳白色、黄色或金黄色，富有光泽，碎米少，无虫，无杂质。掌握了上述要领，在购买小米时，要先闻一下，有清香味、没有异味的小米最好。避免买掺有黄色素的小米，此类小米加水润湿后，水会变为轻微的黄色。小米要储存在低温、干燥、避光的地方。

 薏苡仁　降压、利尿

功效

薏苡仁富含蛋白质、B 族维生素、钙、铁、膳食纤维等，是一种营养全面且平衡的谷类。薏苡仁中含有可令血管扩张的物质，有益于高血压、糖尿病等患者。此外，薏苡仁中含有一定的维生素 E，是一种美容食物，常吃可以保持皮肤光泽细腻，改善肤色，是美容养颜的好食物。

营养成分

热量（千焦）	四大营养素（每100 克）			
	蛋白质（克）	膳食纤维（克）	脂肪（克）	糖类（克）
1494.3	12.8	2.0	3.3	71.1

降糖贴士

薏苡仁像很多降糖食品一样，含有微量元素硒，硒可以修复胰 β 细胞并保护其免受损害，维持正常的胰岛素分泌功能，调节血糖。薏苡仁中的膳食纤维，能够促进排便，延缓餐后血糖上升。

烹调要诀

多煮粥食用，由于薏苡仁很难煮烂、煮熟，在煮粥之前最好先用凉水浸泡 4 ~ 8 小时，待其充分吸收水分后，在与其他食材一起煮。

食用宜忌

适宜各种癌症、关节炎、浮肿、脚气、美容者食用，但由于其性凉，孕早期的妇女忌食。此外，汗少、便秘者也不宜食用。

每日适宜量

每天约食 60 克为宜。

推荐食谱

绿豆薏米粥：粳米 15 克，绿豆 15 克，薏苡仁 15 克，加水熬粥成粥。直接食用可充饥，清热解渴、补肺、健脾胃、清热、祛风湿、消水肿。

特别提示

在挑选薏苡仁时，一定要闻一闻，较陈旧的薏苡仁，经过漂白加工后，可使其表面颜色返白，但是其味道却很难改变。如放置时间太久，薏苡仁的甘味会大大减少，有些甚至还会有一些霉变的味道。另外还可以将其敲开，看一下里面是否为白色，如果发灰有霉味勿选。

第四章
豆类及其制品

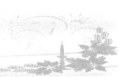

豆类包括大豆类和其他豆类，是人类重要食物之一。

蛋白质

大豆平均含蛋白质30%～50%，是粮谷的3～5倍，多于牛肉的含量。氨基酸的组成和配比较适合人体需要，是粮谷蛋白质互补的理想食物来源，8种人体必需氨基酸中，除了蛋氨酸略低外，其余几乎与动物性蛋白质相似，且含有较多的赖氨酸。大豆蛋白质消化率因烹调加工方式不同而有明显差别，煮整粒大豆为65.3%，豆浆为84.9%，豆腐为92%～96%。

脂肪

大豆平均含脂肪18%，其中84.7%为不饱和脂肪酸，饱和脂肪酸仅占15.3%。脂肪酸中55%为亚油酸，此外，含21%的油酸、9%的棕榈酸、6%的硬脂酸以少量的其他脂肪酸。磷脂约占1.5%，其中主要是大豆磷脂，含量高于鸡蛋。

糖类

大豆中糖类含量约25%，其中一半左右为淀粉、阿拉伯糖、半乳聚糖和蔗糖等。另一半是一类能形成黏质半纤维素的物质，如棉籽糖，这些物质存在于大豆细胞壁，不能被消化吸收，属于无效糖，在肠道中经细菌作用可发酵产生二氧化碳和氨，引起腹部胀气。

矿物质和维生素

大豆含有丰富的磷、铁、钙，每100克中分别含有571毫克、11毫克和36.7毫克，均明显多于粮谷类。维生素 B_1（硫胺素）、维生素 B_2（核黄素）和烟酸等B族维生素含量也比粮谷多数倍，并含有一定数量的胡萝卜素和维生素E。

绿豆　适宜各型糖尿病

功效

绿豆能够为人体重要脏器提供营养，它所含的蛋白质、磷脂等成分都有兴奋神经、增进食欲的作用。绿豆中的多糖成分能促进血三酰甘油酯水解，从而达到降低血脂的功效。绿豆中含有某种球蛋白和多糖，可促进体内胆固醇在肝脏分解成胆酸，加速胆汁中胆盐分泌，起到降低胆固醇吸收的作用。此外，绿豆还是非常好的解毒剂，如果遇到农药中毒、铅中毒、乙醇（酒精）中毒或药物中毒等，灌一碗绿豆汤可进行紧急处理，为赶赴医院就医争取更多时间。

营养成分

热量（千焦）	四大营养素（每100克）			
	蛋白质（克）	膳食纤维（克）	脂肪（克）	糖类（克）
1322.7	21.6	6.4	0.8	62

降糖贴士

绿豆中的维生素和矿物质都非常丰富，且有止渴降糖、消除水肿、利小便的功效。适合各型糖尿病患者食用。

烹调要诀

绿豆食用方法很多，其中绿豆直接熬煮成汤是常见又制作简单的一种。绿豆汤清热解毒、消暑利水，是糖尿病及其他人群夏季的防暑降温饮品之一。

食用宜忌

高血压、红眼病的人非常适宜吃绿豆，因其有非常显著的祛湿解毒功效。但由于绿豆性寒，所以脾胃虚寒、肾气不足、易泄的人不宜多食。服用温补药物时也不要吃绿豆，以免功效抵触。

每日适宜量

每天约食40克为宜。

推荐食谱

南瓜绿豆汤：绿豆 100 克，南瓜 100 克。绿豆洗净，南瓜去皮切块，高压锅内放入水，放入洗净的绿豆武火煮沸后，盖阀冒汽后，转文火；煮 10 分钟，关火；待高压锅冒完汽（约 10 分钟），可以把浮在上面的豆皮去掉，若要去火，可以不去皮。放入切好的南瓜，再次开大火，高压锅盖阀冒汽后即可。

特别提示

优质的绿豆一般呈青绿色或黄绿色，如果绿豆变成褐色，说明已变质。被虫蛀过的绿豆也不宜购买，如果绿豆被虫子蛀过，会表现为表面白点多或绿豆中空壳较多。为了更好更久地保存绿豆，在储存之前先在太阳下暴晒 6 个小时，然后趁热密封保存。

 黑豆　控制血糖有益处

功效

黑豆营养丰富，其中所含的赖氨酸接近人体需要的比例，易于被人体吸收。黑豆的最大特点是含有植物胆固醇，植物胆固醇不仅能被人体吸收，而且能够抑制人体对胆固醇的吸收，因此对老年人预防心脑血管疾病是理想的食物。黑豆中富含钙质，能够强健骨骼，黑豆中的钾可以平衡酸碱，排除体内多余的钠，有效预防高血压。最为重要的是，黑豆中的异黄酮是一种植物雌激素，能防治乳腺癌、前列腺癌，对防治老年性骨质疏松症有非常好的功效。

营养成分

热量（千焦）	四大营养素（每 100 克）			
	蛋白质（克）	膳食纤维（克）	脂肪（克）	糖类（克）
1594.8	36	10.2	15.9	33.6

降糖贴士

黑豆含有的营养素非常丰富，其中的铬是调整血糖的最佳元素，因此黑豆对糖尿病患者控制血糖颇有益处。

烹调要诀

黑豆即可煮粥，也可与其他谷类搭配制成豆浆。

食用宜忌

黑豆同甘草煎汁饮用，可解药物中毒。食用黑豆时不要去皮，黑豆皮中含有花青素，是非常好的抗氧化剂来源，能帮助清除自由基。

每日适宜量

每天约食40克为宜。

推荐食谱

黑豆乌鸡汤：黑豆100克，何首乌80克，乌鸡1只，红枣数枚，生姜3克，精盐适量。将乌鸡宰杀去毛及内脏，洗净备用；黑豆放入铁锅中干炒至豆衣裂开，再用清水洗净，晾干备用；何首乌、红枣、生姜分别洗净，红枣去核，生姜刮皮切片，备用；加清水适量于锅内，用武火烧沸，放入黑豆、何首乌、乌鸡、红枣和生姜，改用中火继续煲约3小时，加入精盐适量，即可食用。

特别提示

新鲜的黑豆上附着一层白霜，扳开里面有点青色的是上等货，白白的是普通货。此外，在浸泡黑豆时，常常发现会出黑水，这是黑色素挥发出来的正常效果。

 黄豆　降低身体对糖的吸收

功效

黄豆是豆类中营养价值最高的，含有多种微量元素及维生素。而且黄豆所含氨基酸比较全面，尤其是赖氨酸，补充了谷类赖氨酸不足的缺陷。黄豆被称为"豆中之王"、"绿色乳牛"。黄豆是辅助治疗女性更年期综合征的最佳食物，它含有的植物雌激素与人体中产生的雌激素在结构上非常相似，因此能起到延缓衰老、美容驻颜的功效。黄豆中的膳食纤维能够加快食物通过肠道的时间，预防便秘，促进脂肪代谢，可以起到减肥瘦身的功效。而且，黄豆还是很好的防癌食品，黄豆中含有丰富的皂角苷、蛋白酶抑制剂异黄酮、硒等都是有效的抗癌成分，对食管癌、皮肤癌、肠癌、前列腺癌等都有抑制作用。

营养成分

热量（千焦）	四大营养素（每100克）			
	蛋白质（克）	膳食纤维（克）	脂肪（克）	糖类（克）
1502.7	35	15.5	16	34.2

降糖贴士

黄豆含有丰富的膳食纤维，能降低身体对糖的吸收，是控制血糖的绝好谷类。

烹调要诀

黄豆可自制成豆浆，还可以制成豆腐。在制作豆浆时要注意，余留的豆渣不宜丢掉，因为里面含有大量的膳食纤维和多糖，可以用豆渣混合面粉制成小饼，既不会浪费又能吃到营养全面的食物。

食用宜忌

黄豆适宜更年期妇女、糖尿病、心血管病以及癌症患者食用，也适宜脑力工作者和减肥者食用。生的黄豆和夹生的黄豆都不宜食，因为其中含有的抗胰蛋白酶和凝血酶，对身体有害。有消化不良、慢性消化道疾病的人可不宜多吃黄豆，以免造成腹胀，凡是患有严重肝病、肾病、痛风、动脉硬化的人忌食黄豆。

每日适宜量

每天约食40克为宜。

推荐食谱

黄豆猪蹄汤：黄豆500克，猪蹄100克，葱、姜、精盐、味精适量。将猪蹄用沸水烫后洗净，刮去老皮，加清水煮沸，撇去浮沫；加绍酒、葱及用清水浸泡过 1 小时的黄豆，中火 35 分钟，加盐、味精调味，再武火 15 分钟即可。

特别提示

选购黄豆时要以颗粒饱满、大小颜色一致，没有杂色、没有霉烂，无虫蛀、无破皮的为宜。在储存时，要将黄豆晒干，放置于阴凉干燥处。

 赤小豆　辅助降血糖

功效

赤小豆富含淀粉，因此又被人们称为"饭豆"，它具有"生津液、利小便、消胀、除肿、止吐"的功能，被李时珍称为"心之谷"。赤小豆含有较多的皂角苷，可刺激肠道，因此它有良好的利尿作用，能解酒、解毒，对心脏病和肾病、水肿有益；赤小豆是富含叶酸的食物，产妇、乳母多吃赤小豆有催乳的功效。

营养成分

热量（千焦）	四大营养素（每 100 克）			
	蛋白质（克）	膳食纤维（克）	脂肪（克）	糖类（克）
1293.4	20.2	7.7	0.6	63.4

降糖贴士

赤小豆含有较多的膳食纤维，不仅能够润肠通便，还能起到辅助降血糖的作用。赤小豆还含有丰富的 B 族维生素和铁质、蛋白质、脂肪及微量元素，可清热解毒、祛湿利尿。

烹调要诀

赤小豆可制成豆粥，或与其他谷类搭配制作豆浆。

食用宜忌

一般人群均可食用。适宜各类型水肿之人，包括肾脏性水肿、心脏性水肿、肝硬化腹水、营养不良性水肿等，如能配合乌鱼、鲤鱼或黄母鸡同食，消肿力更好；适宜产后缺奶和产后水肿，可单用赤小豆煎汤喝或煮粥食；适宜肥胖症之人食用；赤小豆能通利水道，故尿多之人忌食；蛇咬伤者，忌食百日。

每日适宜量

每天约食 30 克为宜。

推荐食谱

红豆粥： 粳米 40 克，赤小豆 10 克，红糖适量，糖桂花少许。将赤小豆与粳米分别淘洗干净；将赤小豆放入锅内，加入适量清水，烧开并煮至烂熟，再加入水与粳米一起煮；用武火烧沸后，转用文火，煮至黏稠为止；将粥内加入适量红糖，烧开盛入碗内，撒上少许糖桂花即成。

特别提示

选购赤小豆要以颗粒饱满、大小颜色一致，没有霉烂，无虫蛀为宜。

 豇豆　天然血糖调节剂

功效

豇豆富含易于消化吸收的优质蛋白质，以及糖类、维生素、微量元素等身体必需的营养素。豇豆所含的维生素 B_1 能维持人体正常的消化腺分泌和胃肠蠕动功能，抑制胆碱酯酶活性，帮助消化，增进饮食。而且豇豆中还含有丰富的维生素 C，能配合机体制造胶原，促进抗体的合成，提高抗病能力。

营养成分

热量（千焦）	四大营养素（每100克）			
	蛋白质（克）	膳食纤维（克）	脂肪（克）	糖类（克）
1502.7	35.0	15.5	16.0	34.2

降糖贴士

豇豆中所含的磷脂能促进胰岛素分泌，有效控制血糖，是糖尿病患者理想的食物。

烹调要诀

豇豆的吃法很多，烹炒、做包子和饺子、腌制都可以，也可以晒成干菜，吃时再泡发。

食用宜忌

豇豆任何人都可以食用，尤其是糖尿病患者和肾虚患者。但需要注意的是，豇豆不能烹调太长时间，以免造成营养素流失。此外，气滞便结者忌食豇豆。

每日适宜量

每天约食 40 克为宜。

推荐食谱

肉片炒豇豆：猪瘦肉 50 克，豇豆 150 克，植物油 9 毫升，酱油、盐、淀粉、葱、姜各适量。将猪肉切成肉片，用淀粉、酱油调拌；把豇豆切成段，在开水中汆一下，沥出水分；油烧热后先炒肉片，放入葱、姜，炒好盛出；用剩下的油煸炒豇豆，稍微加一点水，豇豆八成熟放入盐和肉片，旺火快炒几下，盛出即可食用。

特别提示

豇豆宜选择饱满、无虫蛀、无霉变者。豇豆不宜久存，买回后尽快食用。

 ## 豆腐　改善糖尿病性骨质疏松

功效

豆腐最适合作为预防成人病的食物，因此颇受人们重视，享有"植物肉"的美称。豆腐富含蛋白质，但不含胆固醇，肥胖者和心脑血管病人常吃后，具有降低胆固醇、防止血管硬化的作用。豆腐中还含有一定量的维生素 E，有利于人体的生长发育，保持青春活力，与延迟衰老有密切联系，并能改善微循环，促进毛细血管增生，也有利于动脉硬化症的改善。

营养成分

热量（千焦）	四大营养素（每100克）			
	蛋白质（克）	膳食纤维（克）	脂肪（克）	糖类（克）
1716.2	12.2	0.5	4.8	2.0

降糖贴士

豆腐含有钙质，糖尿病患者缺钙不利于胰岛素的正常分泌，会使血糖升高，不利于病情的稳定。同时，糖尿病患者缺钙还能引起骨质疏松，从而引起糖尿病的合并症——骨质疏松。因此，常吃豆腐不仅可以补充各类营养素，还能预防骨质疏松的发生。

烹调要诀

豆腐可加在任何菜肴中，可以吸收油质，而更有助于吸收。好的豆腐乳细腻柔糯，咸中带鲜，香美可口，有正常的豆腥气。可以用筷子将它搅拌成泥糊状直接食用，也可以加入盐、味精、麻油、白糖或蒜等佐料，调成汁状食用。一般是以肉片、鱼块、青菜蘸食。

食用宜忌

豆腐不宜与菠菜一起吃，两者形成的草酸钙易于导致结石，不利于健康。蛋类、肉类蛋白质中的蛋氨酸含量较高，豆腐应与此类食物混合食用，可提高豆腐中蛋白质的利用率。患有肾脏病、缺铁性贫血的患者不宜多食豆腐。

每日适宜量

每天约食100克为宜。

推荐食谱

猪血炖豆腐：猪血100克，豆腐100克，葱花、花椒粉、姜粉、盐、鸡精、水淀粉各适量。豆腐和猪血分别洗净，切成小块；炒锅倒入植物油烧至七成热，放入葱花、花椒粉、姜粉炒出香味，放入猪血块和豆腐块翻炒，加入适量水炖熟，加鸡精和盐调味即可。

特别提示

选购豆腐时，以颜色略带微黄、切面比较整齐、没有杂质，本身有弹性的为宜。储存豆腐时，可先将豆腐用清水冲洗晾干，放入冰箱冷藏。豆腐不宜久存，越久脂肪越容易被氧化，损失营养。

链接阅读　　豆腐为何不宜与菠菜同食

结成草酸钙：豆腐中含有植物性蛋白质与钙质，菠菜中含有草酸，两者会结合成草酸钙，而草酸钙不易被人体吸收也不溶解，大部分会由粪便排出体外。

结石体质少食用：草酸钙大部分会排出体外，并不会造成结石，但有些家族性遗传体质的人容易受到一些影响，所以还是少吃为好。

化解妙招：菠菜如果与豆腐同食，最好用沸水焯烫一下，以减少草酸的摄取量。

 ## 豆浆　阻止糖的吸收

功效

豆浆是一种老幼皆宜的食品，有"植物奶"的美誉。豆浆中含有丰富的优质蛋白质、不饱和脂肪酸、异黄酮、卵磷脂等营养成分，还富含钙、磷、铁等矿物质及微量元素。豆浆中所含的大量维生素和硒，有抗氧化功能，起到抗衰老的作用。豆浆中所含的豆固醇和钾、镁，都是有力的抗钠物质。若体内能适当控制钠的数量，就可起到防治高血压的作用。豆浆中所含的卵磷脂，可减少脑细胞的死亡，提高脑功能，另外，豆浆中所含的镁、钙元素，能明显的降低脑血脂，改善脑血流，有效预防脑卒中的发生。

营养成分

热量（千焦）	四大营养素（每100克）			
	蛋白质（克）	膳食纤维（克）	脂肪（克）	糖类（克）
58.6	1.8	1.1	0.7	0.1

降糖贴士

豆浆中含有大量纤维素，能有效阻止糖的过量吸收，减少糖分，因而可以预防糖尿病的发生。

烹调要诀

热饮，每天早餐可饮用 250 毫升。

食用宜忌

未煮熟的豆浆不能饮用，沸后 5 分钟起锅最宜。因为生豆浆中含有可使人中毒并难以消化的皂角素和抗胰蛋白酶，煮沸 5 分钟后，这些物质即被破坏掉。不宜加红糖饮用，因为红糖中的有机酸和豆浆中的蛋白质结合后会产生变性沉淀物，对健康有害无益。加白糖不会出现上述沉淀物，但须煮沸离火后加入。不宜冲鸡蛋同饮，因为在冲鸡蛋的过程中，鸡蛋中的一种黏液性蛋白会与豆浆中的胰蛋白酶结合而生成复合蛋白，这种复合蛋白不易被人体分解吸收。不宜空腹饮用，也不能一次饮得过多。因为空腹饮用后，豆浆中的蛋白质大部分会在体内转化成热量而被消耗掉，不能充分起到补益作用。不宜用保温瓶贮存，否则豆浆中有能使保温瓶里的水垢分解的物质，再次饮用后对人体不利。另外豆浆容易变质并繁殖细菌，不宜久存。

每日适宜量

每天约食 250 毫升为宜。

推荐食谱

长寿豆浆：用黄豆 3 份，黑豆、青豆、豌豆、花生各一份，混合均匀。如是两人饮用，每次于当天下午浸泡 100 克混合豆，第二天早晨用豆浆机打成热豆浆，一次饮用完毕。"长寿豆浆"不仅具有一般豆浆的优点，能防止动脉硬化、高血压和冠心病等疾病，而且能平补肝肾，防止衰老，对老年白内障、青光眼和高血糖等疾病有一定的防治作用。

特别提示

优质豆浆有浓郁的豆香味，浓度高，略凉时表面可见一层油皮，口感爽滑。若豆浆稀淡则为劣质，这样的豆浆营养含量低且口感不好。豆浆不易保存，最好是现做现喝。

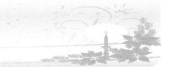

第五章
水产鱼类

鱼类的营养丰富，且老幼皆宜，比禽肉类提供更多的营养素。

蛋白质：鱼肉蛋白质利用率高达 85% ~ 90%，氨基酸组成较平衡，唯色氨酸含量偏低。鱼肉含水分多，肌肉纤维短细，比畜肉细嫩，更易消化吸收。

脂肪：含量约为 1% ~ 10%，平均 1% ~ 3% 呈不均匀分布，主要存在于皮下和脏器周围，肌肉组织中含量甚少。不同鱼种含脂肪量差异很大，如银鱼含脂肪在 1% 以下，而河鳗脂肪含量高达 28.4%。鱼类脂肪多呈液态，熔点较低，其中不饱和脂肪酸占 80%，消化率为 95%，鱼油因含有 1 ~ 6 个不饱和双键，故易氧化酸败。每 100 克鱼肉含胆固醇约 100 毫克。近年来国外利用海产鱼脂肪中的多不饱和脂肪酸来防治动脉粥样硬化，并取得了一定效果。

维生素：鱼类是维生素 B_2（核黄素）和烟酸（尼克酸）的良好来源。有些生鱼体内含有硫胺素酶。新鲜鱼如不及时加工烹调处理，维生素 B_1（硫胺素）则易被破坏。鱼的肝脏含有丰富的维生素 A 和维生素 D，由于维生素 A 性质活泼，其分子结构中有 6 个不饱和双键，易被氧化失活，故新鲜鱼必须及时加工处理。

♡牡蛎　帮助治疗糖尿病

功效

在西方，牡蛎被称为"海中牛奶"。牡蛎的营养价值丰富，蛋白质、脂肪和钾、钠等微量元素的含量极为丰富。牡蛎中含有的牛磺酸、二十二碳六烯酸（DHA）、二十八碳亚烯酸（EPA）是智力发育所需的重要营养素。另外药理学试验研究表明，运用牡蛎壳增加体内的含锌量，可提高机体的锌镉比例，有利于改善和防治高血压，起到护脑、健脑的功效。牡蛎中含丰富的肝糖原，作为人体主要能量来源的葡萄糖，在体内是以糖原的形式储存在肝脏和肌肉中，在缓解体力不足和改善疲劳时可以分解后加以利用。

营养成分

热量（千焦）	四大营养素（每100克）			
	蛋白质（克）	膳食纤维（克）	脂肪（克）	糖类（克）
305.6	5.3	–	2.1	8.2

降糖贴士

牡蛎中含有丰富的锌，锌可以跟胰岛素形成复合物，可以调节和延长胰岛素的降血糖作用。牡蛎中含锌量很高，食用后可增加胰岛素的敏感性，辅助治疗糖尿病。

烹调要诀

牡蛎可炒食，也可制成牡蛎汤。

食用宜忌

牡蛎比较适合体质虚脱的儿童食用，适宜阴虚烦热、失眠、心神不安者食用。适宜癌症患者及放疗、化疗期间食用。牡蛎有美容的作用，因此爱美的女士可以多食。

每日适宜量

每天2~3个为宜。

推荐食谱

牡蛎炖甲鱼：甲鱼400克，牡蛎50克，熟地黄20克，调味料适量。甲鱼去壳，洗净切块；牡蛎肉洗净切片；熟地黄切片，将三者一同放入锅中，加入适量水烧开；加入黄酒、姜片，文火炖至酥烂，去除熟地黄，调入精盐、味精即可。

特别提示

挑选牡蛎时要选择体大而肥满、颜色淡黄、光泽新鲜、大小均匀的。用手轻轻摇一摇牡蛎，如果感觉沉甸甸的，没有动静，就是好的、活的。相反，如果感觉里面空洞、有动静，说明牡蛎壳中是空的，或死的。牡蛎最好现买现吃，储存的会降低口感。

黄鳝　显著降血糖、调节糖代谢

功效

我国民间有"夏吃一条鳝，冬吃一枝参"的说法。黄鳝也叫鳝鱼，营养价值丰富，其中钙、铁在淡水鱼中含量居首位。鳝鱼中含有丰富的维生素 A，可增进视力，促进皮膜的新陈代谢。鳝鱼中还含有丰富的二十二碳六烯酸（DHA）和二十八碳亚烯酸（EPA），这两种物质是构成人体各个器官组织细胞膜的主要成分，也是脑细胞不可缺少的营养成分。据研究资料显示，经常摄入卵磷脂，可以提高 20％的记忆力，因此常吃鳝鱼有补脑益智的功效。

营养成分

热量（千焦）	四大营养素（每100克）			
	蛋白质（克）	膳食纤维（克）	脂肪（克）	糖类（克）
372.5	18	–	1.4	1.2

降糖贴士

鳝鱼中含有的"黄鳝鱼素"具有显著的降低血糖和调节血糖的功能，对糖尿病患者有较好的治疗作用。加上所含脂肪极少，因此是糖尿病患者理想的选择。

烹调要诀

鳝鱼可煮汤，也可与青椒搭配炒食。

食用宜忌

鳝鱼适宜身体虚弱、气血不足、营养不良的人食用，适宜高血脂、冠心病、动脉硬化者。热盛患者及外感热病患者一般不宜食用，以防热上加热。鳝鱼含有组胺，死后会产生有毒物质，所以死后的鳝鱼不能食用。鳝鱼虽好，也不能食之过量，否则容易消化不良。

每日适宜量

每天 50 克为宜。

推荐食谱

苦瓜鳝鱼汤：苦瓜 300 克，鳝鱼 200 克，盐、葱、姜等适量。苦瓜去瓤洗净切片，黄鳝去内脏洗净；一起放入砂锅，加水文火煎煮至鳝鱼烂熟，加入调料即可。

特别提示

鳝鱼要挑选肥大的、体色为灰黄色的活鳝，灰褐色的不要买。鳝鱼是靠着喉部的表面微细血管直接吸取空气，要使鳝鱼鲜活，必须使它保持湿润，存放在阴凉的地方。

 ## 鲤鱼　调整糖尿病患者的内分泌代谢

功效

鲤鱼含有丰富的蛋白质、脂肪和多种氨基酸、维生素，以及钙、磷、铁等微量元素。在秋冬季节里，要想补益身体，最佳选择就是鲤鱼。鲤鱼肉中含有丰富的多不饱和脂肪酸，能够使血清总胆固醇、三酰甘油的浓度降低，使高密度脂蛋白胆固醇水平提高，并能控制血小板聚集，延缓血栓和动脉粥样硬化的形成，对心脑血管疾病有一定的防治作用。

营养成分

热量（千焦）	四大营养素（每100克）			
	蛋白质（克）	膳食纤维（克）	脂肪（克）	糖类（克）
456.3	17.6	–	4.1	0.5

降糖贴士

鲤鱼含镁丰富，能有效预防糖尿病并发的高脂血症和心血管等病的发生。

烹调要诀

鲤鱼可红烧、清蒸，或者和豆腐一起入锅炖汤，可改善糖尿病的多种并发症症状。

食用宜忌

鲤鱼有滋补、健胃、利水、催乳的功效。适宜肾炎水肿、黄疸肝炎、肝硬化腹水等症，亦适宜妇女妊娠水肿、产后缺乳等。

每日适宜量

每天80克为宜。

推荐食谱

鲤鱼芡实汤：鲤鱼 250 克，芡实 30 克。将芡实洗净，加入清水适量；煮 20 分钟后，加入去磷、鳃、内脏的鲤鱼同煮；待鱼熟烂后，加入盐、味精即成。

特别提示

鲤鱼要选活的为佳，一般市场购鱼时，漂浮在水面上的鱼，是品质最差的。鲤鱼是淡水鱼，可能会有土腥味，可清水中养 2～3 天，以除去土腥味。

 鳕鱼 具有一定的降糖功效

功效

鳕鱼中含有丰富的镁元素，对心血管系统有很好的保护作用，同时防止游离钙沉积在血管壁上，有利于预防高血压、心肌梗死等心血管病。鳕鱼中还含有多不饱和脂肪酸，这种物质对大脑有益，可促进大脑发育、增强智力和记忆力。因此鳕鱼非常适合少年儿童食用。

营养成分

热量（千焦）	四大营养素（每 100 克）			
	蛋白质（克）	膳食纤维（克）	脂肪（克）	糖类（克）
368.4	20.4	–	0.5	0.5

降糖贴士

二十二碳六烯酸（DHA）和二十八碳亚烯酸（EPA）被称为脑白金，诸多鱼类都含有这两种物质。鳕鱼也不例外，这两种物质可以降低血液中的胆固醇、三酰甘油和低密度脂蛋白的含量，从而有效降低糖尿病性脑血管疾病的发病率。

烹调要诀

鳕鱼可清蒸或煮汤。

食用宜忌

鳕鱼所有人都适宜，它的营养价值高，易于吸收，并含有少年儿童发育的各种氨基酸，因此更是非常适合孩子食用。

每日适宜量

每天80克为宜。

推荐食谱

鳕鱼汤：鳕鱼100克，生牡蛎200克，白菜叶2张，葱、水、盐、酱油、蒜末、生姜末、辣椒面各适量。把鳕鱼洗净，除内脏后切成5厘米大小的块；生牡蛎用盐水洗净，捞在盆里；把白菜叶杆切成4厘米大小；葱也切成同样大小；把鳕鱼头和尾放在平锅里，加水煮后入味捞取；在煮鳕鱼的汤里放鳕鱼块儿和白菜，并放所有佐料，等煮熟时把生牡蛎和葱放进去。牡蛎熟后，调味出锅即可。

特别提示

一般情况下，在超市中见到的都是冷冻的鳕鱼或鳕鱼块，外观上，肉的颜色洁白，没有那种特别粗特别明显的红线，鱼鳞非常密，一片压一片；解冻以后摸鱼皮，很光滑像有一层黏液膜一样的手感——这样的是优质的鳕鱼。

金枪鱼　适合糖尿病患者食用

功效

金枪鱼肉脂肪低、热量低，还含有优质蛋白质和其他营养素，常吃金枪鱼，不但可以保持身材，还能平衡身体所需要的营养。此外，金枪鱼中的蛋白质、二十八碳亚烯酸（EPA）、牛磺酸均有降低胆固醇的功效，经常食用，可以有效地减少血液中的坏胆固醇，增加好胆固醇，从而预防因胆固醇含量高而引起的疾病。金枪鱼中还富含二十二碳六烯酸（DHA），可以增强记忆力，宜于脑细胞生长，对儿童来说，是不错的增强智力的食物，对老年人来说，可预防老年痴呆症。

营养成分

热量（千焦）	四大营养素（每100克）			
	蛋白质（克）	膳食纤维（克）	脂肪（克）	糖类（克）
414.4	23.5	–	0.6	–

降糖贴士

金枪鱼中含有丰富的 ω－3 脂肪酸，这种物质能够改善胰岛功能，增强人体对糖的分解、利用能力，维持糖代谢的正常状态，非常适合糖尿病患者。

烹调要诀

金枪鱼的吃法很多，可以单独烹调，也可与其他蔬菜搭配，亦可经过特殊处理制作成鱼肉松。

食用宜忌

一般人群都可以食用，尤其适合心脑血管疾病患者。对于想美颜轻体的女性，也是不错的食材。

每日适宜量

每天 50 克为宜。

推荐食谱

金枪鱼烧马蹄：金枪鱼罐头 1 盒，荸荠 10 个，胡萝卜 1 根，芹菜半棵，香菇 3 朵。先将荸荠、胡萝卜洗净削皮，芹菜去老筋，鲜香菇洗净；将荸荠、胡萝卜、芹菜、鲜香菇分别切成小丁；金枪鱼罐头打开备用；热锅倒油，油热后先将胡萝卜和香菇入锅翻炒，然后放入荸荠、芹菜，并倒入金枪鱼罐头中的汤汁，继续翻炒；出锅前放入金枪鱼肉翻炒均匀即可。

特别提示

常见到的金枪鱼都是冷冻的，从冻结的冰块上看，个体间应容易分离，表面无干耗和脂肪氧化，无成片血点，无肌肉淤血；解冻后，鱼身表面有油感，无干耗和脂肪氧化，无成片血点，呈现金枪鱼的特有色泽。具鱼种特有气味，无异味；肌肉组织纤维清晰，有弹性，无液化的脂肪斑点，无轻微突刺的触摸异常感觉；无外来杂质，无骨刺；这样的鱼是质量比较好的。

 鲫鱼 滋补身体好食材

功效

鲫鱼柔嫩味美，蛋白质含量高。鲫鱼含有较多的钙、磷、铁等矿物质和多种维生素，有很高的营养价值。因为其中含有动物蛋白和不饱和脂肪酸，常吃鲫鱼不仅能够健身，还有助于降低血压和血脂。

营养成分

热量（千焦）	四大营养素（每100克）			
	蛋白质（克）	膳食纤维（克）	脂肪（克）	糖类（克）
452.1	17.1	–	2.7	3.8

降糖贴士

鲫鱼中所含的蛋白质优质且齐全，易被人体消化吸收，对糖尿病、高血压等慢性病患者而言，是滋补身体的好食材。

烹调要诀

鲫鱼清蒸或熬汤营养都非常丰富。在熬汤时，要注意先将鲫鱼放在油锅中稍煎，两面煎出淡黄色，再煮汤。

食用宜忌

鲫鱼的鱼子含有较高量的胆固醇，糖尿病患者不宜食用。此外，皮肤病患者不宜食。身上有伤口的患者不宜食，因为鲫鱼为发物，会加重病情。

每日适宜量

每天80克为宜。

推荐食谱

鲫鱼豆腐汤：鲫鱼250克，豆腐200克。料酒、葱、姜、蒜、食盐、食用油各适量。先将鲫鱼收拾干净，在鱼身上两边各划3刀，用少量盐涂抹均匀，撒上少量料酒，蒜切片备用；锅置火上，倒入适量植物油，放入鲫鱼煎炸，两面分别成淡黄色即可；然后豆腐切块，葱姜蒜切细备用。锅中倒入2碗水，调料一并放入；武火烧开，汤汁变白时加入豆腐，文火慢炖；炖到汤汁浓稠，加少量盐即可。

特别提示

要选择眼睛略凸出，眼球黑白分明的鲫鱼，表明非常新鲜。

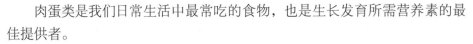

第六章
肉 蛋 类

肉蛋类是我们日常生活中最常吃的食物，也是生长发育所需营养素的最佳提供者。

其中肉类的营养素包括：

蛋白质

畜肉含蛋白质 10% ~ 20%，主要有肌球蛋白、肌红蛋白和球蛋白等。这些蛋白质均属于完全蛋白质，大部分存在于肌肉组织中。存在于结缔组织中的间质蛋白，如胶原蛋白和弹性蛋白，由于色氨酸、酪氨酸、甲硫氨酸等含量很少，故属于不完全蛋白质。

脂肪

畜肉脂肪含量因动物品种、年龄、肥瘦程度、取样部位等不同而有较大差异，一般波动在 10% ~ 90%，平均含量 10% ~ 30% 左右。畜肉脂肪以饱和脂肪酸为主，由硬脂酸、软脂酸和油酸等组成，熔点较高。

碳水化合物

以糖原的形式存在于肌肉和肝脏之中，含量很少，且各种动物间差异较大。

蛋类的营养素包括：

蛋类是人们普遍食用的营养价值很高的食品，也是广泛应用的烹饪原料，它在我国的膳食中占有极重要的地位。

蛋白质

蛋白质在蛋类中的含量在 13% ~ 15%，蛋黄（15.2%）比蛋清（11.6%）含量高，蛋黄主要是卵黄磷蛋白。

脂肪

蛋类中的脂肪含量占 9% ~ 15%，主要集中在蛋黄中，其含量约 30%，蛋清中含量甚微。蛋类脂肪呈乳融状，在常温下成液态，易被人体消化吸收。

无机盐

蛋类所含无机盐主要存在于蛋壳中，其次在蛋黄中（如磷、镁、钙、铁、锌、硒等），蛋黄中铁和硒的含量都比较丰富。

鸡肉　良好的蛋白质来源

功效

鸡肉味道鲜美，经常被用做滋补身体。研究发现，喝鸡汤可防治感冒，鸡肉中含有人体必需的多种氨基酸，营养丰富，能提高对感冒的免疫能力。鸡肉中含有特殊的化学物质，对增强鼻咽部血液循环和鼻腔黏液分泌有很好的功效。此外，对于爱美又想享受美味的女孩子来说，鸡肉可是首选，因鸡肉低脂低热，肉质爽滑香嫩，不会增肥，还能提供人体必需的营养物质。

营养成分

热量（千焦）	四大营养素（每100克）			
	蛋白质（克）	膳食纤维（克）	脂肪（克）	糖类（克）
699.0	19.3	–	9.4	1.3

降糖贴士

鸡肉中的蛋白质很多，对于身体虚弱的糖尿病患者而言，具有不错的补益功效。

烹调要诀

鸡肉可熬汤、烹调、炖制，或与其他蔬菜一起做成美味佳肴。在制作鸡肉过程中，要注意把鸡屁股切掉，把黏附在鸡身体里的血块去除干净。不论怎么制作，都要先放在水里烫透。不过，在炒、炸之前，用酱油、料酒腌一下。经过这样几个环节的处理，做出来的鸡肉才没有腥味。

食用宜忌

鸡汤中含有比较多的脂肪，会使血中胆固醇升高，容易引起动脉硬化、冠心病，导致血压升高，对高血压患者有一些影响。痛风患者不宜喝鸡汤，因为含有较多嘌呤，会加重病情。由于鸡肉中的水分比较多，因此不宜久放，买来的生鸡最好在2天内吃完。

每日适宜量

每天 100 克为宜。

推荐食谱

青椒炒鸡丝：鸡胸脯肉 200 克，青椒 150 克，鸡蛋 50 克，大葱、姜、盐、料酒、味精、淀粉、植物油各适量。先将鸡脯肉切丝，加鸡蛋、淀粉抓均匀；青椒洗净切细丝；炒勺放火上，放适量油烧至二三成热时放入鸡丝滑透，倒入漏勺内；勺内留底油，放入葱、姜炒出味，放入青椒丝翻炒，加料酒、盐再倒入鸡丝，加味精调好口味，淋少许明油出勺即成。

特别提示

现在基本上买不到现杀的鸡，因此，要注意选择新鲜的。一般新鲜鸡肉的肉质排列紧密、颜色呈干净的粉红色且有光泽，皮呈米色，有光泽和张力，毛囊突出。对于肉和皮的表面比较干或者含水较多、脂肪稀松的鸡肉，不要挑选。有人以为鸡骨周围发黑是意味着鸡肉变质。其实不是，在烹饪鸡肉时，从骨头中会渗出黑色营养色素（含铁），可以放心食用。鸡肉很容易变质，所以要尽快食用。

 兔肉　低脂肪的降糖食物

功效

兔肉肉质细嫩，营养丰富。有"荤中之素"的美称。兔肉具有高蛋白、低脂肪、低胆固醇的特点。兔肉富含卵磷脂，有保护血管、预防动脉硬化的功效。

营养成分

热量（千焦）	四大营养素（每 100 克）			
	蛋白质（克）	膳食纤维（克）	脂肪（克）	糖类（克）
427.0	19.7	–	2.2	0.9

降糖贴士

兔肉高蛋白、低脂肪、低胆固醇，非常适合控制脂肪和热量的肥胖型糖尿病患者。

烹调要诀

兔肉可炖煮，也可与青菜搭配。譬如与莴笋搭配，就具有健脾调胃、补气血、清热去火的功效，适合因肥胖而不敢食肉类的糖尿病患者。

食用宜忌

兔肉性凉，对于爱上火的人来说，是不错的去火肉食。兔肉不宜在冬天和春天食用，有四肢冰冷等阳虚症状的人慎食。有人在烹饪兔肉时，喜欢在里面加入一些姜片作为配料，其实，这是不科学的，兔肉寒凉，姜辛辣性热，两种食材性味整好相反，放在一起，容易导致腹泻。

每日适宜量

每天 80 克为宜。

推荐食谱

红烧兔肉：新鲜兔肉 500 克，植物油、大葱、香葱、蒜瓣、花椒、大料、白糖、料酒、盐、味精、酱油适量。将兔肉切成 4 厘米见方的中块，入盆，加清水浸泡半个小时，去其草腥和红浆，用开水焯烫一下，洗净，控干水分，入碗，加入酱油、精盐、料酒，拌匀，腌渍入味；炒锅烧热，放入花生油，烧四成热，将腌渍好的兔肉分 3 次投入油锅中，炸呈红色，捞出，原锅油倒出；炒锅留少许底油，入花椒、大料、葱段，倒入炒好的兔肉块，加大酱、料酒、白糖、精盐、酱油、香醋，放鸡汤，烧沸后，加入味精，调好口味，改文火烧至酥烂，烧到余油少许汤汁时，改武火，加水淀粉勾浓芡，淋芝麻油，出锅即可。

特别提示

用手指按压一下，凹陷下去能够恢复原状的是好兔肉，而凹陷恢复慢，或者是不能够完全恢复原状的肉质量要差一些。兔肉可冷藏储存，温度越低，保存期越长。

♡牛肉　锌的补充剂

功效

　　由于牛肉蛋白质含量高，而脂肪含量低，所以味道鲜美，受人喜爱，享有"肉中骄子"之美称。牛肉有补中益气、滋养脾胃、强健筋骨、化痰息风、止渴止涎之功效，适宜于中气下陷、气短体虚、筋骨酸软、贫血久病及面黄目眩之人食用。加红枣炖服，则有助肌肉生长和促伤口愈合之功。

　　现代医学研究认为，若摄入过多的牛肉蛋白质和脂肪，其中的恶臭乙醛会诱发肠癌，尤其是结肠癌。这种恶臭乙醛广泛存在于猪肉、鸡肉、鱼肉和牛肉之中，但牛肉中含量最高。专家们还发现，红肉的脂肪也是前列腺癌及心脏病的致病因素之一，但小牛肉除外。因此建议，一周吃一次红肉即可，不可食之太多。另外，牛脂肪更应少食为妙，否则会增加体内胆固醇和脂肪的积累量。

营养成分

热量（千焦）	四大营养素（每100克）			
	蛋白质（克）	膳食纤维（克）	脂肪（克）	糖类（克）
523.2	19.9	–	4.2	2.0

降糖贴士

　　牛肉中锌含量很高，锌除了支持蛋白质的合成，增强肌肉力量外，还可以提高胰岛素合成的效率。牛肉中的硒也可促进胰岛素的合成，因此适量吃牛肉对控制血糖会起到一定作用。

烹调要诀

　　牛肉的食用方法很多。炒、爆、汆牛肉，可选购上脑、外脊和里脊部位的嫩牛肉；酱、烧、卤牛肉，可选购肉质较老的牛肉，包括腱子肉和尾根肉等；用以制作肉馅或炖汤，可选购肥瘦兼备的颈部和脯腹等处的牛肉。

食用宜忌

　　牛肉是一种发物，对于患有疮毒、湿疹、瘙痒等皮肤病者应忌食，而患有肝炎、肾炎者应慎食，以免加重病情或复发。牛肉的肌肉纤维较为粗糙，不易消化，具有很高的胆固醇和脂肪，因此不宜常吃，每周 1 次即可。

每日适宜量

每天 80 克为宜。

推荐食谱

番茄牛肉：番茄 150 克，牛肉 100 克，卷心菜 150 克，调料适量。将番茄、卷心菜、牛肉分别洗净，番茄切方块，卷心菜、牛肉切薄片；将牛肉放入锅内，加清水没过牛肉，用武火煮沸，撇去浮沫；调入料酒，烧至牛肉快熟的时候，加入番茄、卷心菜，炖至片刻，即可食用。

特别提示

应选购刚切开的牛肉，其标准在于肉的颜色。牛肉尚未与空气接触而氧化的新鲜肉色是略带暗红色，切成片之后，会因若干程度的氧化而使颜色变得鲜红。而肉色重叠的部分如果呈现较暗的颜色，则可证明是尚未氧化的牛肉。如果呈现晦暗颜色，且发出腐臭的味道者，表示已经因腐败而变色，切勿食用。

同时，颜色的深浅与肉的部位及牛的年龄也会有所差异。颜色深是表示该部位的运动量多，即肉质较为坚硬，也是由于含有多量铁分及热量等营养成分。例如小牛的运动量较少，其肉的颜色便较淡且柔嫩。大部分的牛肉可在冰箱冷藏库内保存 3 天，绞好的肉馅则应在 2 天内吃完。

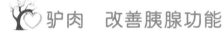

驴肉　改善胰腺功能

功效

驴肉性平、味甘，在民间有"天上龙肉，地下驴肉"之说，以此来形容驴肉的美味。驴肉细嫩味美，远非牛羊肉可比，不过驴肉的市场需求量较小，因此不太易于购买。驴肉是一种高蛋白、低脂肪、低胆固醇肉类。中医学认为，驴肉性味甘凉，有补气养血、滋阴壮阳、除烦功效。驴肉中不饱和脂肪酸含量丰富，尤其是亚油酸、亚麻酸的含量远远高于猪肉、牛肉，胆固醇的含量则低于牛肉和猪肉。所以对糖尿病合并动脉硬化、冠心病、高血压患者有良好的保健功效。

营养成分

热量（千焦）	四大营养素（每100克）			
	蛋白质（克）	膳食纤维（克）	脂肪（克）	糖类（克）
485.6	21.5	–	3.2	0.4

降糖贴士

驴肉中氨基酸含量丰富，而且驴肉中氨基酸构成比较全面，能营养胰岛细胞，改善胰腺功能，促进胰岛素的分泌，调节血糖水平。

烹调要诀

驴肉多做卤菜凉拌食用，也可配以素菜烧、炖和煮汤。用驴肉做菜时，可用少量苏打水调和；这样可以去除驴肉的腥味。制作驴肉时，可配些蒜汁、姜末，既能杀菌，又可除味。

食用宜忌

一般人均可食用，身体瘦弱者尤宜。平素脾胃虚寒，有慢性肠炎、腹泻者忌食驴肉。吃驴肉时忌饮荆芥茶。

每日适宜量

每天80克为宜。

推荐食谱

砂锅驴肉：驴肉300克，白菜400克，冻豆腐200克，韭菜花15克，腐乳（红）20克，盐、料酒、大葱、香菜、辣椒油各适量。先将驴肉切片；白菜头切块；冻豆腐切条片，用开水焯一下；酱豆腐加开水研开调成腐乳汁；葱切末；香菜切末；取砂锅一只用白菜头、冻豆腐垫底，把切好的驴肉整齐地码成桥形，加入奶汤，上火炖开；加入精盐、味精、料酒，转微火煮30分钟左右；韭菜花、酱豆腐汁、葱末、香菜末、辣椒油分装小碗内备用；肉盛入碗内，按照个人需要加入调料即可。

特别提示

挑选熟驴肉先要看包装，包装应密封、无破损、无胀袋，注意熟肉制品的色泽，尽量不要挑选色泽太艳的食品，因为色泽太艳可能是人为加入的合成色素或发色剂亚硝酸盐造成的。

 ## 鸡蛋　防治糖尿病并发症

功效

鸡蛋是一种营养丰富、价格相对低廉的常用食品。它的食用对象极为广泛，从几个月的婴儿到上年纪的老人，都适宜吃鸡蛋。蛋被认为是一种完全食品。其蛋白质对人体而言是一种理想的氨基酸，尤其是含有大豆中所缺乏的蛋氨酸。对于恢复肝脏功能及促进毛发的增长，具有相当效果。此外为了帮助蛋白质代谢的 B 族维生素，含量比肉类多出 3 倍。蛋黄中含有丰富的卵磷脂，卵磷脂除了可抑制胆固醇之外，也有使脑部及神经系统的功用趋于活泼的效果。所以对于需要靠记忆力或集中力的人而言，蛋是不可缺的重要食品。

现代医学有关专家认为，老年高血压、高血脂和冠心病患者，可以少量食用鸡蛋，以每天不超过 1 个为宜，这样既可补充优质蛋白质，又不至于增加血脂水平，还有助于延缓衰老。蛋黄中含铁较高，含卵磷脂也较高，对婴幼儿和妇女均极为有用。

营养成分

热量（千焦）	四大营养素（每 100 克）			
	蛋白质（克）	膳食纤维（克）	脂肪（克）	糖类（克）
598.6	12.2	–	10.0	–

降糖贴士

鸡蛋中含有较多维生素 B_2，可以防治由高血糖引起的周围神经病变和眼部病变。

烹调要诀

鸡蛋的烹调方法有很多，如炒、煮、煎、蒸等。与其他蔬菜相配，可做成无数花样的菜肴，如茶叶蛋、虎皮蛋、番茄鸡蛋汤、韭菜炒鸡蛋、虾仁炒蛋、鸡蛋炒米饭、烧酥蛋、煎荷包鸡蛋、烩蛋饺、肉末炖蛋、糟鸡蛋、熘松花蛋等。

食用宜忌

患有高热、腹泻、肝炎、肾炎、胆囊炎和胆结石的人应忌食鸡蛋，或少食为好。因为高蛋白会影响食欲，增加肝脏负担，不利于泌尿系的新陈代谢。不宜生吃鸡蛋，因为多吃生鸡蛋会影响人体对生物素的吸收，且有感染病菌的危险。煮鸡蛋不宜煮得过老，久煮会使蛋白结构变硬，食用后难以消化，易在胃中产生气体，出现打嗝、烦躁等不安情绪；多吃油炸鸡蛋后也易出现消化不良现象，同时蛋白质遭受损失较大。变质发臭、发黑的鸡蛋不能食用。前人认为，鸡蛋忌与甲鱼同食。

每日适宜量

每天 1 个为宜。

推荐食谱

韭菜炒鸡蛋：韭菜 500 克，鸡蛋 4 个，盐、料酒、植物油适量。将韭菜洗净，控干水分，切成段；鸡蛋打入碗中，加入料酒、盐搅拌均匀。炒锅置于火上，加入植物油，烧至五六成热，倒入韭菜煸炒，待韭菜半生，迅速倒入鸡蛋翻炒，蛋液凝固至熟，即可食用。

特别提示

用手指捏着鸡蛋摇晃，没有声音的是鲜蛋，有晃荡声音的是坏蛋。将鸡蛋对光观察，好鸡蛋蛋白清晰，呈半透明状态，一头有个小空室，坏鸡蛋蛋白呈灰暗色，空室较大。

链接阅读　鸡蛋的营养吃法

鸡蛋吃法多种多样，就营养的吸收和消化率来讲，煮蛋为 100%，炒蛋为 97%，嫩炸为 98%，老炸为 81.1%，沸水、牛奶冲蛋为 92.5%，生吃为 30% ～50%。可见，煮鸡蛋是最佳吃法，但要注意细嚼慢咽，否则会影响吸收和消化。不过，对儿童和老人来说，还是蒸蛋羹、蛋花汤最适合，因为这两种做法能使蛋白质松解，极易被消化吸收。鸡蛋中维生素 C 含量不高，所以吃鸡蛋时最好辅以适量的蔬菜。

第七章
调味品及其他

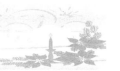

调味就是将原料和调味品进行适当的调配，通过烹调改变菜肴原来的滋味，达到除腥解腻、增加鲜美味道、促进食欲的目的。日常生活中的调味品可谓是多种多样、五花八门，尤其对于我们这样一个喜欢享受丰富口味的国家来说，调味料的应用普遍而常见。然而随着社会的发展，越来越多的人开始追求享受原味，调味品与原味之间的较量正在悄悄进行中。

姜　降低血糖，减少糖尿病的并发症

功效

姜性温热、味辛。有健胃、温中、散寒、解表、止呕、解毒的作用。民间至今仍有"冬吃萝卜，夏吃姜"这样的饮食养生之道。生姜具有解毒杀菌、去寒除腥的作用。一般在吃松花蛋或鱼蟹等水产时，放上一些姜末、姜汁，能达到上述功效。姜还具有促进血液流通、驱散寒邪的作用。在着凉、感冒时熬些姜汤，能起到很好的预防、治疗作用。

人体在进行新陈代谢时会不断产生一种有害物质，即氧自由基，这种氧化过程会使机体发生癌变和衰老。生姜中的姜辣素在人体内能产生一种抗氧化酶，它有很强的抑制氧自由基的作用，比维生素 E 还要强得多。所以，经常食姜能抗衰老，老年人吃生姜还可祛除"老年斑"。

营养成分

热量（千焦）	四大营养素（每100克）			
	蛋白质（克）	膳食纤维（克）	脂肪（克）	糖类（克）
171.6	1.3	2.7	0.6	10.3

降糖贴士

生姜中含有一种称做姜黄素的活性成分，能够降低血糖，并能减少糖尿病的并发症。

烹调要诀

鲜嫩的姜芽可以独自入菜，主要是烹炒食用，如炒姜丝等，也可以进行腌制。生姜和绿茶可以用开水冲泡，代茶饮用，适宜糖尿病性腹泻患者饮用。

食用宜忌

每次吃姜不宜过多，以免人体吸收大量姜辣素。因为在经肾脏排泄过程中姜辣素会刺激肾脏，并产生口干、咽痛、便秘等上火症状。烂姜、冻姜不要吃，因变质后会产生一种致癌物。由于姜性质温热，有解表功效，若作为食疗应用时，只能在受寒的情况下食用，有内热者慎用。

每日适宜量

每天 10 克为宜。

推荐食谱

姜汁菠菜：菠菜 250 克，生姜 25 克，精盐、麻油、味精、醋、花椒油各适量。将菠菜择洗干净，放入开水锅中焯一下捞出，轻轻挤干水分，切长段；生姜去皮洗净，切细末，加精盐、麻油、味精、醋、花椒油、少许矿泉水拌匀成姜汁；把菠菜放平盘中，加姜汁拌匀即可，佐餐食之。

特别提示

挑选生姜时，要以茎块肥厚、表皮新鲜光洁者为佳。新鲜的生姜最好不要放在冰箱里保存，保存时要注意防冻、防脱水、防腐烂，最好密封后放在室内避光、通风的地方。

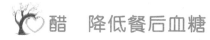

醋 降低餐后血糖

功效

醋在古代被称为"食总管"，醋可以开胃，增加胃液酸度，使吃进的食物容易消化吸收，充分发挥吃进的食物在体内的作用。在烧煮糖醋排骨、煮骨头汤、河鲫鱼、糖醋芥菜、酸辣白菜等时用糖醋调味，既有独特的甜酸味，又可以使钙、铁溶入汤汁中，喝汤吃肉时，钙、铁易被人体吸收。在痢疾流行的季节，经常在菜中加点醋，可以增强胃肠道消灭痢疾杆菌的能力。

营养成分

热量（千焦）	四大营养素（每100克）			
	蛋白质（克）	膳食纤维（克）	脂肪（克）	糖类（克）
129.8	2.1	–	0.3	4.9

降糖贴士

醋中的有机酸能够促进糖尿病患者体内糖类的排出，起到抑制血糖上升的作用。

烹调要诀

醋多用做调料，如做炒马铃薯丝或者白菜丝时加入一点醋，既可调味，又对控制血糖有益处。在食用大量油腻食物后，可用醋做成汤来解除油腻、帮助消化。

食用宜忌

醋可以软化血管，降低胆固醇。所以，高血压及心血管患者宜食。脾胃比较虚弱的人、胃酸过多的人，做过胆囊切除手术以后的人，应少食醋，最好半年内忌食。如果遇到感染性疾病、发热、抽搐等症状，应少食醋。肝硬化患者和骨头受伤的人。最好不要食醋。

每日适宜量

每天20克为宜。

推荐食谱

醋熘土豆丝：马铃薯2个，尖椒1个，花椒少许，葱花少许，醋、盐、味精各适量。马铃薯洗净，切丝；尖椒洗净切丝；准备一碗清水，滴入少许醋，将马铃薯丝放入浸泡一会，然后用清水冲洗；把淀粉洗出去，沥干；锅中加少许油烧三成热，放入花椒，待闻到花椒香味时，关火，拣出花椒不用；再次打开火，待油温七成热时，放入葱花，爆香后，倒入马铃薯丝煸炒熟；

随后依次放入醋和盐武火翻炒半分钟；加入青椒丝继续炒半分钟，最后加入水淀粉，翻炒均匀即可出锅。

特别提示

选购食醋时，以色正味纯，质浓而不浑浊、味香柔而绵酸，无絮体，无沉淀为佳。醋应尽量用封闭的玻璃容易盛装，放置在阴凉处储存。

> **链接阅读**　烹调中醋的妙用
>
> 炒青菜时放点醋，能促进钙、磷、铁等成分的溶解，并减少各种维生素的损失，而且使菜脆嫩可口，有利于食用和人体的吸收；煮排骨、炖骨头或烧鱼时加点醋，不但能将骨头里的钙、磷、铁等溶解在汤里从而被人体吸收，而且还能保护食物中的维生素免被破坏，提高利用率；煮蛋时加点醋，蛋白很快凝结成形，如果蛋壳破了，只要加点醋，就可防止蛋白流出，从而减少损失。

 # 茶油　改善胰岛素抵抗水平

功效

茶油是从茶籽中提取出来的油脂，具有较高含量的天然抗氧化成分，能有效补充人体所需的营养，清除有害成分，延缓细胞老化，保持细胞活力。加之低亚麻酸含量，使茶油稳定性好，易储存，不易酸败变质。茶油中含量丰富的不饱和脂肪酸能使血液中胆固醇的浓度降低，这样可以防止动脉硬化，抑制和预防冠心病、高血压等心脑血管疾病。茶油不含可引起人体致癌的黄曲霉素，长期食用对高血压、心脏病等疾病有一定的预防作用，特别适合中老年人食用，被称为"长寿油"。

营养成分

热量（千焦）	四大营养素（每100克）			
	蛋白质（克）	膳食纤维（克）	脂肪（克）	糖类（克）
3763.1	–	–	99.9	–

降糖贴士

茶油中含有较高的单不饱和脂肪酸，有利于改善糖尿病患者的胰岛素抵抗。

烹调要诀

茶油可用做凉拌或炒菜，经常食用能有效预防糖尿病和心脑血管疾病。

食用宜忌

经研究发现，食用茶油后，糖尿病合并血脂异常的患者体内，总胆固醇和低密度脂蛋白水平下降幅度大于血脂正常者。老年人食用茶油，可以去火、养颜、明目、乌发，有利于延缓衰老，达到健康长寿的目的。长期食用茶油的地区，冠心病和癌症发病率极少。

每日适宜量

每天 30 克为宜。

推荐食谱

蘑菇炒油菜：油菜 500 克，鲜蘑菇 100 克，茶油 20 毫升。将油菜去老叶，切成 6 厘米长后，洗净；锅烧热，放茶油，待油烧至五成热时，将油菜倒入煸炒；再加黄油、鲜汤，至八成热时，放细盐、糖、味精、蘑菇；再烧 1 分钟后，用水淀粉勾芡，装盘即成。

特别提示

在选购茶油时，并不是颜色越深越好。相反，颜色浅才说明油脂质量高档。

 橄榄油　糖尿病患者最好的脂肪补充来源

功效

在食用油中，橄榄油被称为"液体黄金"，这是因其中含有较高的单不饱和脂肪酸，即油酸。除了供给人体所需的大量热能外，还能调整人体血浆中高、低密度脂蛋白胆固醇的浓度比例。其中的亚油酸和亚麻油酸为人体所必需，人体不能自身合成，但食用过量对人体也有害。橄榄油中所含油酸、亚油酸和亚麻油酸的比例正好是人体所需的比例，类似母乳，这也是其他植物油所不具备的。

营养成分

热量（千焦）	四大营养素（每100克）			
	蛋白质（克）	膳食纤维（克）	脂肪（克）	糖类（克）
3763.1	−	−	99.9	−

降糖贴士

橄榄油中富含单不饱和脂肪酸，能调节和控制血糖水平，改善糖尿病患者的脂质代谢，是不错的脂肪补充来源。

烹调要诀

橄榄油的最佳食用方法是凉拌菜中使用。

食用宜忌

橄榄油带有橄榄果的清香，特别适宜凉拌和制作沙拉，任何鱼、肉、蔬菜都能用橄榄油烹制，以保持食物的鲜美与水分，且不油腻、不粘锅。凉拌沙拉时，先加入橄榄油、盐搅拌，再放入醋或者柠檬汁，可长久保持蔬菜的新鲜。橄榄油不太适合煎炸食品，因为油温高会增加橄榄油的香味，盖过食物本身的香味。橄榄油经过加热会膨胀，所以烹制同一个菜，需要的量会比其他的油少。

每日适宜量

每天30克为宜。

特别提示

优质橄榄油大多是油体清亮，呈黄绿色，颜色越深越好，口感爽滑，偶尔会有橄榄涩味。橄榄油中有很多的抗氧化成分，它在阴凉避光处能保存24个月，这是其他任何油类及天然果汁无法比拟的。但是橄榄油对光敏感，光照如果持续或强烈，橄榄油易被氧化，因此，建议购买深色玻璃瓶包装，或不易透光的器皿包装，这样，保存的时间会较长，且橄榄油中的营养不易被破坏。

芝麻油　有益糖尿病的恢复

功效

芝麻油又叫香油，是将成熟的芝麻压榨之后所得到的液体调味品。香油色泽金黄，味道诱人，是居家餐桌上的美味好帮手。芝麻油中有维生素 E，可阻止体内产生过氧化脂质，从而维持细胞膜的完整和功能正常。也可防止体内其他成分受到脂质过氧化物的伤害，减少体内脂质的积累，对软化血管和保持血管弹性均有较好的效果。

营养成分

热量（千焦）	四大营养素（每100克）			
	蛋白质（克）	膳食纤维（克）	脂肪（克）	糖类（克）
3758.9	–	–	99.7	0.2

降糖贴士

芝麻油中的不饱和脂肪酸可促进胆固醇代谢，保护血管，有益于糖尿病的恢复。

烹调要诀

芝麻油可生熟两用，既可以用于凉菜，也可用于烧、炒、烩、炸等。

食用宜忌

炒菜时不可放的太多，以免影响消化吸收及促使胆汁和胰液分泌过多，诱发胆囊炎和胰腺炎。

每日适宜量

每天30克为宜。

特别提示

在挑选芝麻油时，要注意以下几点：外观颜色：真正的芝麻油呈淡红色。

外观油花的大小、厚薄：可以用筷子蘸一些麻油滴入盛有凉水的碗里，如油花是薄薄的，呈无色透明状，直径约 3 厘米，则是真正的芝麻油；如油花比较小且约为芝麻油花的一半大、1 倍厚，颜色较黄，则不是真正的芝麻油，可能是棉籽油等其他种类。观剧烈晃动后的变化：可取 50 毫升左右的麻油，倒入干净的白色细玻璃瓶内，经剧烈摇荡后，瓶内无泡沫或少量泡沫并且很快便消失的，则是纯麻油；反之则可能在麻油中掺有花生油；如出现淡黄色泡沫并不易消失，用手掌摩擦有豆腥味的，可能掺有豆油。

 ## 葵花籽油　有效缓解糖尿病症状

功效

葵花籽富含人体必需的不饱和脂肪酸"亚油酸"，含量高达 58% ～ 69%，在人体中起到清道夫的作用，能清除体内的"垃圾"。少年儿童经常食用，有助于生长发育、健脑益智；孕妇经常食用，有利于胎儿发育和增长，并对"孕期糖尿病"的治疗起辅助作用；中老年人经常食用，有助于防治心脑血管疾病、糖尿病等"富贵病"。

营养成分

热量（千焦）	四大营养素（每100克）			
	蛋白质（克）	膳食纤维（克）	脂肪（克）	糖类（克）
3767.3	－	－	99.9	0.1

降糖贴士

葵花籽油中含有亚油酸，能清除体内垃圾，有助于降低胆固醇，缓解糖尿病症状。

烹调要诀

葵花籽油除了烹调用之外，还能做凉菜、冷餐的调味油，使菜肴清香可口。

食用宜忌

一般人都可以食用。但在烹调时，要注意油温不要过高，七成热即可，不要热到冒烟才放入食物。

每日适宜量

每天 30 克为宜。

特别提示

在挑选葵花籽油时，要注意以下几点：尽量购买信誉度高、市场占有率较高的生产企业生产的产品。选购带包装的、近期生产的食用植物油，并注意产品标签上有无厂名、厂址、等级、生产日期、保质期等内容。观察产品包装是否严密，有无渗漏现象。产品是否澄清透明，有无明显的沉淀或其他可见的杂质。一般来说，油的颜色越浅，说明精炼程度越高，油也就越纯正。清澈透亮的油所含对人体有害的杂质较少。每次用完后要及时盖紧油桶盖，避免与氧气接触。油在光照条件下，会加速氧化酸败，因此要避光保存。

 绿茶　有助于糖尿病患者康复

功效

绿茶中的儿茶素，具有抗氧化作用，能减缓肠内糖类的吸收，抑制餐后血糖上升，还可以防止血压和血管的氧化，有效预防糖尿病合并动脉粥样硬化。绿茶还含有维生素 C 和维生素 E 等营养物质，对降低血压、降低血脂、防止心血管疾病和预防感冒有益处。

营养成分

热量（千焦）	四大营养素（每 100 克）			
	蛋白质（克）	膳食纤维（克）	脂肪（克）	糖类（克）
1239.0	34.2	15.6	2.3	50.3

降糖贴士

当喝茶时，感觉到的苦涩味道，即是儿茶素。儿茶素可以防止血管的氧化，有效预防糖尿病合并动脉硬化，儿茶素还能减缓肠内糖类的吸收，抑制餐后血糖值的快速上升。

烹调要诀

绿茶可以单独冲泡，也可与各类花草茶一起冲泡。

食用宜忌

浸泡时间不宜过长，不要用保温杯泡茶；隔夜茶不要喝；发热、肾功能不良、心血管疾病、习惯性便秘、消化道溃疡、神经衰弱及失眠的人应忌饮茶。孕妇、哺乳期妇女忌饮茶；服药时不要用茶水送服。

每日适宜量

每天 5 克为宜。

特别提示

外观色泽鲜亮、洁净为好，杂而暗次之。冲泡后以明亮清晰为优质，暗而浑为次。香气浓郁纯正为上，淡薄不正或无香气为下，有异味为劣。绿茶汤味口味略感苦涩，饮后具有鲜甜回味为好、回味越久越好。保存绿茶时，外包装要用不透明的塑料袋、金属铁罐或纸罐。

> **链接阅读** **饮茶也有讲究**

1. 饮茶要定量。有人说，既然喝茶那么好，就多喝点吧。这种想法是错误的。每日饮茶 2~6 克最为适宜。虽然茶叶中含有多种维生素和氨基酸，而且对于清油解腻、增强神经兴奋以及消食利尿具有一定的作用，但并不是喝得越多越好，一般来说，每天 1~2 次，每次 2~3 克的饮量是比较适当的。

2. 浓茶不宜饮。过浓的茶会使人体"兴奋性"过度增高，对心血管系统、神经系统等造成不利影响。有心血管疾患的人在饮用浓茶后可能出现心跳过速，甚至心律不齐，造成病情反复。因此，泡茶时要注意茶量的控制，避免饮用浓度过高的茶。

3. 进餐时饮茶对身体不利。进餐前或进餐中少量饮茶并无大碍，但若大量饮茶或饮用过浓的茶，会影响很多常量元素（如钙等）和微量元素（如铁、锌等）的吸收。而且特别提起注意的是，在喝牛奶或其他奶类制品时不要同时饮茶。茶叶中的茶碱和丹宁酸会和奶类制品中的钙元素结合成不溶解于水的钙盐，并排出体外，使奶类制品的营养价值大为降低。

4. 酒后不宜饮茶。饮酒后，酒中乙醇通过胃肠道进入血液，在肝脏中转化为乙醛，乙醛再转化为乙酸，乙酸再分解成二氧化碳和水排出。酒后饮茶，茶中的茶碱可迅速对肾起利尿作用，从而促进尚未分解的乙醛过早地进入肾脏。乙醛对肾有较大刺激作用，所以会影响肾功能，经常酒后喝浓茶的人易发生肾病。不仅如此，酒中的乙醇对心血管的刺激性很大，而茶同样具有兴奋心脏的作用，两者合而为一，更增强了对心脏的刺激，所以心脏病患者酒后喝茶危害更大。

5. 睡前不宜饮茶。茶中含有使人脑神经兴奋的物质，如果在临睡前饮茶，尤其是对于那些不经常喝茶的人来说，会造成入睡困难。而且有神经衰弱症或失眠症的患者更应注意，睡前一定不要饮茶。

6. 新茶虽新鲜，但并非人人适宜。所谓新茶是指采摘下来不足 1 个月的茶叶，这些茶叶因为没有经过一段时间的放置，有些对身体有不良影响的物质，如多酚类物质、醇类物质、醛类物质，还没有被完全氧化，如果长时间喝新茶，有可能出现腹泻、腹胀等不舒服的反应。太新鲜的茶叶对患者来说更不好，如患有胃酸缺乏的人，或者有慢性胃溃疡的老年患者，不适合喝新茶，新茶会刺激他们的胃黏膜，产生肠胃不适，甚至会加重病情。

红茶　有利于女性糖尿病患者预防骨质疏松

功效

在红茶中的咖啡因和芳香物质联合作用下，能增加肾脏的血流量，提高肾小球过滤率，扩张肾微血管，并抑制肾小管对水的再吸收，于是促成尿量增加。可缓和心脏病或肾炎造成的水肿。红茶中的多酚类（绿茶中也有）有抑制破坏骨细胞物质的活力，有利于女性糖尿病患者预防骨质疏松。

营养成分

红茶是富含维生素 K 的饮品，而且还含维生素 C 等成分，具有抗血小板凝集、促进膳食纤维溶解、降血压、降血脂的作用，对防治心血管疾病十分有利。茶中维生素 A、维生素 E 含量丰富，并含有多种抗癌防衰的微量元素。

降糖贴士

红茶创制时称为"乌茶"。红茶在加工过程中发生了以茶多酚酶促氧化为中心的化学反应，鲜叶中的化学成分变化较大，茶多酚减少90%以上，产生了茶黄素、茶红素等新成分。具有防龋、健胃整肠助消化、延缓老化、降血糖、降血压、降血脂、抗癌、抗辐射等功效。

食用宜忌

一般人均可饮用。适宜高血压、高血脂、冠心病、动脉硬化、糖尿病、油腻食品食用过多、醉酒者。不适宜发热、肾功能不良、心血管疾病、习惯性便秘、消化道溃疡、神经衰弱、失眠、孕妇、哺乳期妇女、儿童。

不要用茶水送服药物；服药前后 1 小时内不要饮茶。人参、西洋参不宜和茶一起食用。忌饮浓茶解酒；饭前不宜饮茶；饭后忌立即喝茶；少女忌喝浓茶。

推荐食谱

红茶冲泡法：红茶冲泡法即用茶叶置入茶杯或茶壶中，然后冲入沸水，静置几分钟后，待茶叶内含物溶入水中，即可饮用。一泡时，不能浸太久，水倒下去之后 1 秒钟就可以把茶水滤出来了。二泡时，冲进水后 3~5 秒就可以滤茶水了。三泡，5~10 秒滤茶水。红茶经过越多泡便越淡。一般来讲，差的茶叶，泡完三泡就淡得喝不出味道了，而好的茶叶甚至可以泡六七泡。

第八章
中 药 材

 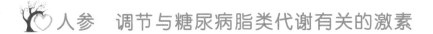

人参　调节与糖尿病脂类代谢有关的激素

功效

人参能使心脏收缩力加强，对心脏病患者，人参可通过改善心肌营养代谢而使心功能改善。人参能调节中枢神经系统，改善大脑的兴奋与抑制过程，使之趋于平衡，能提高脑力劳动与体力劳动的能力，提高工作效率，减轻疲劳。近年来，科学家们发现，人参对多种癌症均具有抑制作用，与其含有多种矿物质和微量元素有关。

降糖贴士

人参中含有一种肽类物质，不仅能像胰岛素那样具有降低血糖、控制脂肪分解的作用，还具有调节与糖尿病脂类代谢有关的激素的功能。

烹调要诀

人参可与其他食材一起煮粥。

食用宜忌

老年人、病后虚弱的人服用人参可葆青春常驻，延年益寿。避免连续食用及过量进食人参，否则会出现头痛、失眠、皮肤出现皮疹瘙痒，甚至腹泻、水肿和血压升高的副作用。

每日适宜量

每天 5 克为宜。

特别提示

人参通常以须长、皮细、色嫩黄、饱满、浆水足、无破皮的为好，并以野山参最为名贵。避免选购用硫黄过度漂白的人参。人参不宜久藏，宜放在防潮木箱、干燥处存放，以免发霉或生虫。

 ## 螺旋藻　促进体内胰岛素的合成

功效

螺旋藻是地球上最早出现的原始生物之一，含有丰富的蛋白质、氨基酸、维生素、矿物质、藻多糖、藻蓝素，β－胡萝卜素、叶绿素和来麻酸等营养活性物质，是迄今发现的营养最丰富、最均衡的物种之一。且由于其细胞壁有多糖类物质构成，人体吸收率达85%以上。螺旋藻含有65%蛋白质和氨基酸、20%糖类、5%脂类、7%矿物质和3%水分，在营养方面比任何其他动物、植物、谷类等食物都更为全面。

螺旋藻富含的不饱和脂肪酸，特别是γ－亚麻酸、二十二碳烯酸、花生四烯酸等，也能降低血脂减轻血管粥样硬化，因此螺旋藻在降血脂和降血压方面有很好的功效。此外，螺旋藻还可促进体内胰岛素的合成。

降糖贴士

螺旋藻之所以能对糖尿病产生显著功效，是因为它是一种理想的高蛋白低热量食品。由于螺旋藻中含有高量的叶绿素（1.33%是镁的化合物），富含植物性蛋白质（60%~70%），含有改善糖代谢的维生素 B_1、阻止脂肪氧化的维生素 B_2 和能促进胰岛素合成的维生素 B_6，含有高量能帮助胰岛素分泌、中和丙酮酸以防止丙酮酸中毒的钾（1.5%），再加上泛酸和锌（能促使天然胰岛素产生），所以螺旋藻是预防和缓解糖尿病的理想营养食品。

食用宜忌

日常保健：每日2~3次，每次2克，饭前30分钟服用。平时可随时取服。

抗疲劳：每日2~3次，每次2~4克，饭前30分钟服用，特别疲劳时加服2克。

推荐食谱

饮料用：取5克天然藻粉倒入白开水、矿泉水中或加入蜂蜜中搅匀服用，也可以直接加在牛奶、豆浆中服用。边加藻粉边用条匙搅开，以防成团。天然藻粉吸收既快又好，是上佳营养补充品。

美容用：取天然藻粉 10～20 克，加清水搅拌或加蛋清直接敷于面部，也可以加在平时用的面膜中，对增加皮肤营养和滋润皮肤效果理想。

治疗用：糖尿病患者：每日 3 次，每次 3.5 克，饭前 30 分钟服用。高血脂胆固醇高者：每日 3 次，每次 2～4 克，饭前 30 分钟服用。三酰甘油高者每日 3 次，每次 3～4 克，饭前 30 分钟至 60 分钟服用。肥胖者饭前 60 分钟服用。

 珍珠粉　辅助治疗 2 型糖尿病

功效

珍珠中含有 B 族维生素约为每克珍珠 57～65 毫克。B 族维生素对人体的作用是能够提高人体的消化系统和神经系统功能，降低胆固醇和血脂，可预防糖尿病、降血糖。珍珠粉还具有清热解毒之效，能够清肝火。肝主目，肝火旺则目生翳，视力模糊。同时经过研究发现，珍珠粉中的硒可以强化视觉神经的传导，改善视力状况；微量元素中的锌可促进视神经的轴浆运输，改善视网膜及视网膜色素上皮细胞的代谢与功能。

降糖贴士

内服珍珠粉有辅助治疗 2 型糖尿病、治疗妇科病等功效。近代医学研究结果证明，珍珠粉有镇惊安神、养阴息风、镇肝潜阳的功效，从而达到降压的功效，现代临床使用降压药"珍菊降压丸"就是根据这个原理制成的。现代医药证实，人类长期受到缺钙的威胁，缺钙会引发诸如骨质疏松、高血压、糖尿病等多种疾病，因此常年服用速溶珍珠粉是最好的营养补钙措施。

食用宜忌

一般人群均适合食用。由于珍珠粉是寒性的，对于有胃寒症状者，建议饭后服用更好。

推荐食谱

珍珠茶：珍珠粉、茶叶各等份，用沸水冲泡茶叶，以茶汁送服珍珠粉。有润肤、葆青春、美容颜功效，适用于开始老化的皮肤。

蜂王浆　促进胰岛素分泌，降低血糖

功效

蜂王浆中含有蛋白质、多种维生素、微量元素，特别是丰富的 B 族维生素、矿物质，酶、激素、18 种氨基酸，是天然的纯乙酰胆碱的唯一来源。此外还含有抗生素和抗微生物成分，具有延缓衰老、调节各种神经系统、调节内分泌等保健功能。

蜂王浆中含有球蛋白，能明显地提高人体免疫力。长期服用蜂王浆对血管硬化、心律不齐、糖尿病等疾病患者均有很好的疗效。蜂王浆可促进胰岛素分泌，降低血糖。

降糖贴士

研究发现，蜂王浆中的磷质有降低血中胆固醇（血脂）的作用。因此长期服用蜂王浆对冠状血管疾病、恶性贫血和动脉粥样硬化有预防作用或治疗效果。

食用宜忌

蜂王浆是天然物质，可直接食用并被人体吸收。一般早、晚各 1 次，每次 3～5 克，空腹服用效果更佳。舌下含服，或用温开水送服，切勿加热食用。

年老体弱及病状较重者，可适量增加，剂量增大时不会产生不良反应。高血压、高血脂、冠心病等心血管疾病患者，以清晨服用或睡前 2～3 小时服用为宜。最适合吃蜂王浆的是体质虚弱、抵抗力差的人。

推荐食谱

蜂王浆蜜菊花杞子茶：蜂王浆的口感特殊，为改善口感和使营养更全面、品质更稳定，可配制成王浆蜜食用。一般 1 000 克蜂蜜 100～200 克王浆混匀即可．早晚各 1 次，每次 10～20 克，温开水送服。

枸杞 抑制和治疗 2 型糖尿病

功效

枸杞是常用的滋补类中药材，药食皆用。现代医学研究证明，枸杞中含有一种甜菜碱，可以抑制脂肪在肝细胞内沉积、促进肝细胞再生，因而具有保护肝脏的作用。枸杞中的锌元素可使酶活性升高，使垂体促性腺激素和生长激素分泌增加，对肾虚者有治疗功效。研究证实，枸杞有调节人体自主神经穴位、内分泌系统和免疫系统的功能，有降低血压、降低胆固醇和防止动脉硬化的作用。

降糖贴士

枸杞具有抑制和治疗 2 型糖尿病的作用。据报道，枸杞多糖和茶叶多糖混合物具有增强 2 型糖尿病模型动物胰岛素的敏感性，增加肝糖原的储备，降低血糖水平，也可通过抑制 α 葡萄糖苷提高糖耐量水平。可用枸杞的嫩头苗洗净后煨汤喝或炒菜吃均可。也可用枸杞 15 ~ 20 克，糯米 50 克，煮粥服食，对于糖尿病、肝肾阴虚者有很好的疗效。

烹调要诀

枸杞可泡水或与其他食材一起煮粥。

食用宜忌

枸杞性温，患有高血压、性情太过急躁的人，或平日大量摄入肉类导致面泛红光的人不宜食用。脾虚虚弱的人忌食，感冒发热期间忌食 。

每日适宜量

每天 5 克为宜。

特别提示

挑选枸杞时以表面光泽，颗粒红色、饱满，口味甘甜中带有鲜者为佳。如果是劣质产品，则外观灰暗干瘪，味中酸涩带苦。用硫黄过度熏制可使枸杞外观鲜亮。选购时如果外表过于鲜亮则要警惕。

花粉 人体免疫系统的"守护神"

功效

据测定，每100克花粉的蛋白质含量可高达25~30克，其中含有十几种氨基酸，并且呈游离状态，极易被人体吸收。这是其他任何天然食品所无法比拟的。花粉中还含有40%的糖和一定量的脂肪，以及丰富的B族维生素和维生素A、维生素D、维生素E、维生素K等。花粉还含有铁、锌、钙、镁、钾等十多种无机盐和三十多种微量元素及18种酶类，还含有核酸及某些延缓人体衰老的激素、生长素、抗生素等。因此说花粉是一种全能型营养食品。

临床实验资料表明，花粉对糖尿病、肾结石、胃炎、肝炎、贫血、失眠、神经衰弱、气管炎以及前列腺炎和心血管等疾病都有一定的治疗效果，还可辅助治疗糖尿病。

降糖贴士

花粉中的硒、活性酶、生物素（VH）、铜、镁、铁、锌、钛、钙等可增强细胞的解毒能力、吞噬能力、协调能力，加强机体对有害物质的抵抗能力。花粉中的核酸能保护正常细胞、排斥癌细胞，是人体免疫系统的"守护神"。

食用宜忌

正常情况下，成人以保健为目的，一般的剂量是10~15克/日，强体力劳动者以增强体质为目的（如运动员）或用于治疗疾病，可增加到20~30克/日。花粉是天然营养品，适量多用一些对人体并无妨碍。

食用花粉最适宜的时间是早晨空腹服用，或早、中、晚分次用温水、牛奶或蜜水调服。

服食花粉可能会出现口舌干燥、困乏嗜睡、小便增多呈黄色，皮肤现红疹、瘙痒，以前的病痛感觉再次出现等排毒反应。若出现上述症状，尽量多饮水，3~5天后自然消失，身体状况较服用前明显改善。

推荐食谱

花粉的服用方法：饭前30分钟服用可起到减肥作用，饭后30分钟服用可令身材更好。饮酒前30分钟服用可以提升酒量、防醉、护肝脾。

蜂胶 双向调节血糖

功效

蜂胶是蜜蜂从胶源植物新生枝芽或树皮上采集的树胶，经加入蜜蜂分泌物调制而成的复合物。它是集植物和动物分泌物精华于一体，含有丰富的生理活性物质，如黄酮类、酚类、萜烯类、有机酸类，及多种氨基酸、酶、维生素、矿物质等。

蜂胶不仅具有广谱抗菌、降血脂、软化血管的作用，同时也具有降血糖作用。蜂胶既能降三酰甘油，又能降胆固醇，因此也能防治心、脑血管疾病，如高血压、心脏病、脑出血、脑卒中等。国内外大量临床实验证实，对糖尿病及其并发症患者，坚持服用蜂胶，在短时期内即可收到明显的效果。

降糖贴士

蜂胶成分的协同作用，可抑制三酰甘油、血胆固醇的升高，可清除体内自由基，有效净化血液，对血小板聚集及血栓形成有很好的抑制作用，从而达到调节血脂、调节血压的目的。蜂胶还能促进利用外源性葡萄糖合成肝糖原，对调节血糖有很好的作用。特别是对因糖尿病所引发的各种并发症，如利用蜂胶的消炎杀菌作用，预防和治疗各种感染；利用蜂胶清除自由基、降脂和降低血黏稠度的作用，可预防血管系统疾病的发生；蜂胶的提高免疫力作用，可使人们的抗病能力增强。

食用宜忌

蜂胶保健食品温和有效、性平无毒，四季皆宜，可以放心食用。常食蜂胶保健食品，有益于人体健康。

需要注意的是，过敏体质者慎用。大多数的蜂胶胶囊是使用食用乙醇来提纯的，正常人可以食用，但是如果对乙醇过敏，则也会对这种蜂胶过敏。乙醇过敏者不可以食用含有乙醇的蜂胶。

推荐食谱

蜂胶的几种吃法：对于湿性的蜂胶（如：蜂胶液），可以滴在馒头等主食上一起吃；对于胶囊的蜂胶（如：蜂胶硬胶囊，蜂胶软胶囊），早晚各吃1粒（或两粒），温水服下。食用之前，要做过敏试验，如用蜂胶喷雾剂往咽喉喷喷看，如无反应，即可食用。

 ## 黄精　预防糖尿病并发心血管疾病

功效

黄精含黏液质、淀粉及糖分，囊丝黄精含吖丁啶羧酸、天冬氨酸、高丝氨酸、洋地黄糖苷及多种蒽醌类化合物。可增强免疫力功能，抗衰老，耐缺氧，抗疲劳，增强代谢，降血糖，强心。

黄精以根茎入药，具有补气养阴、健脾、润肺、益肾功能。用于治疗脾胃虚弱、体倦乏力、口干食少、肺虚燥咳、精血不足、内热消渴等症，对于糖尿病很有疗效。

降糖贴士

黄精具有降血压及降血糖作用，可以增加冠状动脉血流量，起降低血脂和延缓动脉粥样硬化等作用。黄精浸膏对肾上腺素引起的血糖过高呈显著抑制作用。

食用宜忌

黄精是老年人较理想的补养之品。

推荐食谱

黄精牛肉汤：牛肉250克，黄精25克，胡桃肉25克，生姜4片。将牛肉洗净后切成块，黄精，胡桃肉洗净，生姜切片；全部用料一齐放入锅内，加清水适量，武火煮沸后，转文火煮1~2小时，调味后即可食用。

 ## 地黄　增加胰岛素的敏感性

功效

地黄含β-谷甾醇、地黄素、甘露醇、梓醇、生物碱、葡萄糖、蔗糖、维生素A类物质、氨基酸。其味甘、苦，性寒。能养阴生津，清热凉血，可增加胰岛素的敏感性。

降糖贴士

地黄新鲜者称鲜地黄或鲜生地，性寒、味苦，功能清热生津、凉血治血。干燥者称干地黄或生地，性寒，味甘苦、功能滋阴养血。

食用宜忌

地黄性寒而滞，脾虚湿滞腹满便溏者，不宜使用。

推荐食谱

生地粥：生地黄50克，粳米50克。先将生地洗净，切片，加水煎煮1小时，去渣后与淘洗干净的粳米一同煮成稀粥。适用于小儿肺结核，下午发低热，两颧潮红，咳嗽，痰中带有血丝，小儿牙疳等。

 石膏 降血糖

功效

《名医别录》论石膏"解肌发汗"。后世医家张锡纯通过长期临床验证，发现石膏确有此功效。并明确指出："解肌者，其力能达表，使肌肤松畅，而内蕴之热息息自毛孔透出也，其解肌兼能发汗者，言解肌之后，其内蕴之热又可化汗而出也。"另外，石膏还有降血糖之功效。

降糖贴士

石膏主消渴，可除烦止渴，对糖尿病患者有益。

推荐食谱

石膏豆豉粥：生石膏60克，葛根25克，淡豆豉1.5克，荆芥5克，麻黄1.5克，生姜3片，葱白3根，粳米100克。将上7味药洗净，加清水煎煮取汁去渣，澄清沉淀，将淘洗净的米加清水煮沸后，加入药汁、葱白煮成稀粥。趁热食，吃后汗出热退则停服。

第九章
糖尿病患者不宜的食物

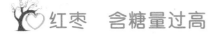
红枣　含糖量过高

功效

红枣中的维生素 C 含量非常高，对防癌抗癌有重要作用，所含的大量维生素 P 能对人体的毛细血管起健全作用，因此常吃枣可以有效地预防和治疗高血压以及心血管疾病。多吃枣对营养不良、心慌失眠，贫血头晕，白细胞减少，血小板减少，心血管疾病，慢性肝病，过敏性疾病，免疫功能紊乱等都有益处。

大枣遇到雨容易腐烂，也非常容易遭到蚊虫叮咬而受污染，因此鲜枣不要吃太多，食用时要清洗干净。

大枣可入药，可治多种疾病。春季为肝旺之时，红枣能滋养血脉，有保护肝脏的作用。病后、产后体虚乏力可用红枣 10 ~ 15 只、桂圆肉 10 ~ 15 只，分 2 次当做点心。将红枣配鲜芹菜根同煎服，对降低血脂和胆固醇有效果。用红枣 12 只，花生 6 克，浓煎后每日服 3 次，可治疗血小板减少症。

忌食原因

大枣含糖分丰富，尤其是晒后的干枣，含糖量更高，又因为大枣味道甘甜，很容易在不知不觉中过量。因此，糖尿病患者要慎食或忌食。

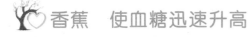
香蕉　使血糖迅速升高

功效

香蕉与苹果、柑橘、梨一起并称"四大水果"，香蕉中含有丰富的钾、少量的脂肪与钠，非常适宜心脏病、肾脏病及肝脏病患者食用。香蕉具有止渴去烦、润肺肠、通血脉、填精髓等作用，因而适宜于大便干燥、痔疮、肛裂、大便带血之人，以及高血压、胃溃疡、肺结核顽固性干咳、癌症等疾病患者食用。平时心情不好以及缺钾缺镁之人亦可多食。

凡有慢性肠炎、虚寒腹泻者应忌食或少食香蕉，以免造成腹泻更甚。香蕉因含有较多的钾盐，肾炎患者如过多食用，容易并发高钾血症。糖尿病患者忌食或少食。外表颜色不均匀，有可能是涂用催熟剂过多而引起，以不吃为好。

香蕉含有较多的糖质，多吃会使糖分发酵，而引起下痢。香蕉一根150克相当于25克生米做成米饭的能量，肥胖者应注意此点。受损而发黑的部分容易生细菌，最好削除再食用。大量购买时，可以冷冻，直接加入冰淇淋或冻果汁露食用，是儿童喜爱的点心。

每天1只即可起到润肺、滑肠、解酒毒及降压等作用。也可以将香蕉研碎加入茶中，再加适当蜜糖饮用，对治疗高血压、动脉硬化及冠心病更为有益。

忌食原因

香蕉含糖量高，且主要是葡萄糖和果糖，可使血糖迅速升高，因此不宜食用。患有糖尿病肾病并发症的人，肾脏排泄钾的能力下降，往往合并有高钾血症，而香蕉含钾丰富，会加重病情。

 桂圆　易使人上火

功效

桂圆也叫龙眼，是南方著名的水果。其营养丰富，是滋补佳品。现代医学研究发现，桂圆含有酒酸、腺嘌呤、胆碱等成分，对人体有补血和镇定的作用，尤其是对神经性心悸有一定疗效。桂圆在收获季节一般作为鲜食果品，但在大多数季节和北方各地则多用其干品，或蒸熟当点心吃，或与其他补品同炖，或用开水泡后当茶饮，或与适量枸杞、茶叶同泡当饮料。鲜果龙眼烘成干果后一般称之为桂圆。民间有用龙眼肉与当归、枸杞子炖鸡，或用桂圆肉与鸡蛋煮食，用以补血养血的习惯。

需要特别注意的是，目前市场上所售卖的桂圆不全都是真品，有不法商贩在桂圆中掺杂了一种称做龙荔的果子，是一种山间杂生的野果，肉味甘甜但有毒，尤以核仁毒性最大，多吃会引起中毒。龙荔与桂圆相比，外壳较平滑，没有真桂圆的鳞斑状，果肉黏手，不易剥离，也没有桂圆肉有韧性。此外，假桂圆没有真桂圆味香，仅有点苦涩的甜味。

忌食原因

首先，桂圆含糖量极高。其次，桂圆属温热果品，易使人上火，糖尿病患者忌食。

 ## 榴莲　肥胖型糖尿病患者不宜

功效

榴莲有"热带果王"之称，其含有丰富的蛋白质和脂类，对机体有很好的补养作用。榴莲有种特殊的气味，这种气味有开胃、促进食欲的功效，其中的膳食纤维还能促进肠胃蠕动。虽然营养丰富，但多食易上火。榴莲含有丰富的钾，肾病及心脏病患者应少吃。在选购榴莲时要注意，有裂口的榴莲不能存放时间太久，以防变质。当闻到榴莲有一股酒精味时，一定是变质了，切勿食用。

忌食原因

榴莲富含诸多营养素，但当肠道无法完全吸收时，会引起上火，对糖尿病患者恢复身体不利。此外，榴莲的热量和糖分都很高，肥胖型糖尿病患者和高血压患者不宜食用。

 ## 葡萄　升高血糖

功效

葡萄有补气血，强筋骨，滋肾液，益肝阴，滋补强壮和止渴利尿之功效。现代医学研究发现，葡萄汁能比阿司匹林更好地阻止血栓形成，尤其是紫葡萄中的黄酮类化合物能减少凝聚在一起并形成血栓的血细胞即血小板的活动，并且与阿司匹林不同，不会使肾上腺素的含量增高。人们还发现，葡萄中含有的白藜芦醇物质可以防止健康细胞癌变，并能抑制已经恶变的细胞扩散。

因此，常吃葡萄可以抗血栓形成，预防脑血管和心血管疾病，同时也可预防癌症。葡萄还适宜于贫血、高血压、肝炎、肾炎、水肿患者食用。神经衰弱、过度疲劳、体倦乏力、形体羸弱和未老先衰之人，以及肺虚咳嗽、盗汗、风湿性关节炎者亦应多食之。

葡萄酒是把糖分多的葡萄发酵成汁之后酿成的，其独特的香味、酸味，及所含的酒精成分，能增进食欲，而且可帮助油腻食物的消化吸收，即使是滴酒不沾的人们，饮用一点葡萄酒是颇有益处的。

葡萄干含有丰富的矿物质，同时可以成为热量来源的糖质也增加 6 倍，因此食用过多必定会造成肥胖。

忌食原因

葡萄中含糖较多，以葡萄糖为主，而糖尿病患者的胰岛素分泌不足，会使葡萄糖在体内利用减少，吃了葡萄后会致使血糖迅速升高。葡萄中含有丰富的钾元素，糖尿病患者可能发生合并高钾血病，因此忌食葡萄。

 荔枝　含有丰富的各类糖分

功效

荔枝是岭南著名的水果，味道甘甜，汁液丰富，营养素含量也很丰富。

常食荔枝能补脑健身，治疗痈肿，开胃益脾；干脯能补元气，为产妇及老弱之补品。荔枝既能美容润肤，又能益智延年，适宜于体质虚弱、病后津液不足、贫血、胃寒和口臭者食用。荔枝性温，气质平和，补益无损，不至助火生热。

糖尿病患者忌食，普通人一次不能吃得太多，以避免龈肿口痛。过多食用者，可能会引起体内糖代谢紊乱。尤其是儿童不能一次吃得过多。

荔枝可鲜食，亦可干食。鲜食时剥去外壳，摒弃内核，只吃其嫩白如浆的果肉即可；干食如桂圆，一般作补品药用。

忌食原因

荔枝性味温热，吃了非常容易上火，从而加重糖尿病患者的内热症状。

此外，荔枝像所有糖尿病患者忌食的食物一样，因其含有丰富的葡萄糖、果糖、蔗糖，所以要忌食。

🌳 土豆　糖尿病患者慎食

功效

由于马铃薯含有丰富的钾，因此被视为钾食物中的王牌。钾除了能把盐分随着尿水排出体外，也可预防高血压，对于肾脏或膀胱炎也有利尿剂的作用。钾可以改善气喘病或皮肤炎等过敏体质，颇具有效用。

马铃薯所含的淀粉，可将维生素 C 包住，而保护其不受到热的破坏。现代医学研究认为，马铃薯对消化不良治疗有特效，特别适宜于胃及十二指肠溃疡病患者食用，是减肥的最佳食品之一（所含脂肪仅是大米、面粉的7%左右），同时可以预防高血压、心脏病和脑卒中，也没有任何不良反应。

如果想从马铃薯中摄取丰富的钾，由于糖质的含量较多，而担心热量过剩，因而可利用钾及维生素 C 溶化于水的性质，做成浓汤，把马铃薯过滤只喝汤汁，可避免摄取过多的热量。因为马铃薯中的维生素 C 及钾的80%会溶于煮汁中，因而可利用的价值非常高。

在食用时要检查一下，如有皮色变紫或有发芽的，绝对不能吃，以防内含龙葵素中毒，发芽的马铃薯被孕妇食用后可使胎儿畸形。马铃薯切片后容易受氧化变黑，这是正常现象，不要为了怕变黑而将薯片或薯丝放入水中，这样易使营养素丢失。

忌食原因

关于马铃薯是否适宜于糖尿病患者食用，目前说法不一，有的认为马铃薯含淀粉、不含葡萄糖类单糖，可用它来治疗糖尿病；又有人认为，单糖也好，双糖也好，葡萄糖也好，果糖也好，含糖多了对糖尿病总不是好事。因此，要根据自己的情况而定。

柿子 迅速升高血糖

功效

柿子吃起来香甜可口，冬天冷冻起来吃冰冻的更是别有一番风味，把柿子制作成柿饼，味道更是独特。柿子可醒酒，这是由于柿子中的涩味成分与醇脱氢酶的酵素，会将酒精分解的缘故。

柿叶中含有丰富的维生素 C，经过干燥制成的柿茶，维生素 C 的含量更加丰富。

中医认为，柿子有养肺胃之阴，宜于火燥津枯体，可治热、解酒、补虚、止渴、利肠、止血、充饥。柿子对高血压，痔疮，反胃，呃逆，嗳气，便血以及缺碘者（如甲状腺病患者）都有一定的疗效。有些老人耳朵突然嗡嗡作响，听不到声音，如吃点凉柿，可使火气下降，外窍自清，耳聋可愈。

柿饼具有涩肠、润肺、止血、和胃等功效，主治吐血、咯血、肠风、痢疾和痔漏等。柿饼上的白粉叫柿霜，是柿之精液，切勿丢弃。

未成熟的柿子叫柿漆，将其捣烂取汁服后可治甲状腺肿症。将柿漆用于临床可治疗高血压，方法是取柿漆 2 匙，用牛奶或米汤和服，一日 2 次或 3 次。每次服柿漆半杯，1 日 1 次，可预防脑卒中。

柿子不宜多食，否则易患胃柿石症。凡外感风寒、咳嗽、体弱多病，妇人产后、女子月经期间，均应禁食柿子和柿饼，更应忌柿漆。空腹食柿子，会引起腹痛或不舒服。根据前人经验，柿子忌与螃蟹、獭肉同食。

忌食原因

柿子含糖量高，主要是葡萄糖和果糖，能在肠道中直接而快速地被吸收，从而使血糖迅速升高。因此，糖尿病患者慎食。

芋头 不利于控制血糖

功效

芋头是我们常常吃到的东西，削皮之后，会冒出黏性物质，此黏性物质是芋头所含的重要营养之一。芋头中的黏性物质是由半乳聚糖与蛋白质结合而成的物质，与甘露聚糖纤维的作用，半乳聚糖是刺激脑部所必需的物质。芋头的主要成分是淀粉，但其含有能使淀粉变为热量的维生素 B_1，及帮助脂肪燃烧的维生素 B_2，并含有预防肥胖的食物纤维。因此担心过胖的人士，可安心食用。

现代研究发现，芋头的乳状液中含有一种复杂的化合物皂苷，这种物质对机体有治疗作用，但对皮肤黏膜有较强的刺激作用，因而在剥洗芋头时，手部皮肤会发痒，必须放到火上烤一烤才可缓解。有皮肤过敏者应戴上乳胶或塑料手套进行剥洗。芋头含有淀粉较多，多食会产生滞气不化。烹调时一定要烹熟，否则其中的黏液会刺激咽喉。

忌食原因

芋头含糖较高，不利于糖尿病患者控制血糖。此外，芋头中最多的成分是淀粉，这相当于常吃的米、面这些主食，稍不控制，容易造成主食摄入过多。

 # 杨梅　使糖尿病患者脂质代谢紊乱

功效

杨梅的果实比较小，其性温而味甘酸，以个大而纯甜的为优质果品。现代医学研究发现，杨梅含大量维生素 C，不仅可直接参与人体内糖的代谢和氧化还原过程，增强毛细血管的通透性，而且还有降血脂、阻止癌细胞在体内合成的功效。杨梅中的果酸，既能开胃生津、消食解暑，又有阻止体内的糖向脂肪转化，有助于减肥。

中医认为，杨梅性平，味酸甜，具有生津止渴、解暑止呕、消食开胃、清肺润喉、活血养血和止痢的功效，适宜于恶心、呕吐、食欲不振、口腔咽喉炎、肥胖症、癌症以及烦渴、发疹吐泻、痢疾和习惯性便秘者食用，能为孕妇和胎儿提供丰富营养。胃酸过多、阴虚、血热、火旺、牙痛以及糖尿病患者忌食，亦忌与生葱同食，多食损齿及筋骨。

忌食原因

糖尿病并发胃炎的患者忌食杨梅，因为杨梅中富含果酸，会对食物中的蛋白质起凝固作用，影响蛋白质的消化吸收，尤其不适宜空腹食用。

 鱼子

功效

　　鱼子对于高血压及动脉硬化等疾病的中老年人来说，是忌食或慎食的，因为它们的胆固醇含量极高。为了提高鱼子的保存期，一般都会使用大量的盐来腌制，而过量的盐对高血压、心脑血管疾病患者就是致命的危害。

忌食原因

　　过多摄入鱼子，会使糖尿病患者的脂类代谢紊乱，促进脂肪转化为血糖，从而升高血糖，不利于病情控制。

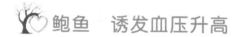 **鲍鱼　诱发血压升高**

功效

　　贝类中，鲍鱼被认为是最美味的，但却没有特别的营养成分。构成鲍鱼的美味成分，主要是由含麦氨酸等的甘氨酸合成。鲍鱼的主要功效是养血柔肝、行痹通络、滋阴益精、清热明目，适宜于肺结核干咳、白内障、头晕眼花、高血压、癌症、妇女月经过多和神经衰弱等患者食用。一般只要不是消化不良者，均可食用。

　　鲍鱼有鲜品、干品之分。鲜品的用法同其他贝类动物；干品的食用方法是事先用60℃的温水浸泡10小时以上，换水后再用文火煮软，然后烹调。

忌食原因

　　鲍鱼含钠量极高，容易造成血压升高，对糖尿病并发高血压患者控制血糖及血压不利。

百合　含糖量丰富

功效

中医学认为百合有补中益气、温肺止咳、养胃、生津、养心、安神、泽肤、通乳的功效。现代医学认为，百合除了具有良好的滋补功效外，对病后虚弱、结核病、神经症等也大有裨益，特别是它所含的特殊物质秋水仙碱，有良好的抗肿瘤效果。

百合的鳞茎叶片可直接食用、制作淀粉以及药用。单独食用主要是蒸、煮，也可以与各种肉食烹制佳肴，还可以制作成各种点心、甜羹和饮料。与糯米共同熬粥或与莲子共同做成百合莲子汤，则是名贵餐点。

忌食原因

百合含糖量高，有助于消化，适合患者食用。但糖尿病患者需要控制血糖，因此要慎食或忌食百合。

菱角　诱发高钾血症出现

功效

中医学认为，菱角有清热除烦、生津养胃、益气健脾之功效。菱角鲜食，对舌燥口干、烦渴、声哑、尿少、尿黄、便秘、痔疮、手足掌心发热、高血压、动脉硬化、冠心病、水肿、消化不良及厌食油腻等病症有明显的防治效果。煮食时对各种贫血、肺结核性咯血、支气管扩张出血、胃肠失血、维生素 C 缺乏症出血及血小板减少性紫癜等有一定的补血、止血作用。炖食时，则具有大补元气、强筋健骨、益髓添精的作用，对体质亏损、肾虚精亏、肺结核、肝硬化、肾病综合征、肿瘤、阳痿早泄及遗精等有较明显的作用。将干菱肉晒干磨粉做成汤菜粥，吃后可防治流涎、盗汗、月经不调、腹痛腹胀、肝大、脂肪肝和恶心呕吐等症。

忌食原因

虽然菱角对诸多疾病都有防治功效，可谓是全能型的蔬菜，但糖尿病患者并不适宜。因为菱角中所含的钾可能会诱发糖尿病合并肾病患者出现高钾血症，一旦出现，后果严重。

 ## 啤酒　对控制血糖不利

功效

啤酒中的大部分营养成分都可以被人体吸收，因此适量饮用并无大害，可起到活血、开胃和帮助消化的作用，对高血压、心脏病、胃肠功能紊乱、腹泻、便秘及神经衰弱等患者的健康恢复有很大帮助。

啤酒虽受许多人喜爱，但如果长期大量饮用也会招来"啤酒病"。一是容易引起酒精中毒，损坏肝功能。二是容易引起"啤酒心"，增加心肾负担，造成心室体积扩大，心肌肥厚，心脏增大，以至心动过速、肝大或肝硬化。三是容易造成"将军肚"。由于啤酒营养丰富，产热量大，大部分营养均可被人体吸收，所以长期大量饮用会造成体内脂肪堆积，形成"将军肚"。四是容易加重某些疾病。如萎缩性胃炎、泌尿系统结石等患者大量饮用后会导致旧病复发或病情加重，其他人过量饮入或长期嗜饮，也会降低人体的反应能力。

忌食原因

糖尿病患者在服用酰脲类降糖药或注射胰岛素期间，如多量饮用啤酒，会出现低血糖反应，对控制血糖不利。

特别提示：夏季喝啤酒七注意：剧烈运动后不要马上饮用，以防止痛风发生；不能与白酒混饮，以防止胃痉挛和急性胃肠炎；食用海鲜时忌饮，以防止尿路结石；饭前忌饮冰镇啤酒，以防诱发腹痛、腹泻；忌小口慢饮，以增加二氧化碳的摄入量；忌配菜不当，须有富含蛋白质的油炸食品和其他松脆焦酥的食品相搭配；气温过高时谨防啤酒瓶爆炸伤人。

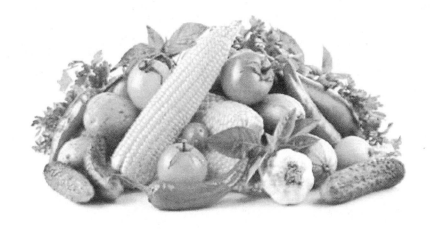

下篇
吃什么,降糖需知的原则与误区

  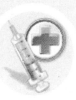

第一章
享受吃，降糖需知的 10 个原则

 原则一：控制饮食，不是少吃少喝

不少糖尿病患者一经被查出患上糖尿病，听到最多的就是来自医生和家人朋友的"这个不能吃，那个不能吃"的劝导，好像不控制饮食，治疗糖尿病就完全没有希望了。其实，只要控制好规定的热量，糖尿病患者可以吃与健康人一样的食物，完全没必要刻意控制不吃这个、不吃那个。相反，全面合理的膳食结构才是治疗糖尿病的重要方法之一。因此，每一位糖尿病患者要明确一个概念：科学的饮食就是要使患者充分享受饮食的乐趣，同时将糖尿病控制好，这两点相辅相成。

糖尿病食谱是要终身使用的，长期控制或限制饮食，会造成营养不良，合并感染，致使免疫力低下。因此，要有选择地吃，吃什么都要有量，并要掌握什么时间吃，如两餐之间吃点水果、巧克力都是可以的，担心吃多了可以少吃点主食，这样既营养又满足了口腹之欲。

喝水，保持健康的必要途径

有些患者认为多尿可能是多喝水造成的，于是少喝水或不喝水，其实这样并不对。糖尿病的多尿是由于血糖过高导致的。糖尿病患者的中枢神经感受性减弱，体内水分大量丢失，血液浓缩，容易出现高渗现象，这种现象很危险，会导致非常严重的后果。因此，绝对不能等到口渴才喝水，要主动多次饮水。

喝水也需讲究科学

喝水也需要正确的方式、科学的方法。

不要等口渴才喝水。许多老年人通常是不觉口渴不喝水，这是错误的。上了年纪的人，生理机能逐渐减退，对缺水所产生的口渴反应不太敏感，若是等到口渴才喝水，这时体内可能已发生脱水现象。老年人如果长期处于慢性脱水状态，久之可引起便秘、脑缺血、心律失常，甚至诱发脑血栓等疾病。

要喝开水，不喝生水，煮开并沸腾 3 分钟的开水，既无菌，又能保持水中对人体必需的营养物质，目前认为白开水是最好的饮用水。生水里含有致病的细菌，据调查，经常饮用生水的人，患膀胱癌、直肠癌的可能性会比不饮用生水的人要多。

不喝反复煎煮的水，因为水经过反复煎煮，亚硝酸含量会增高，众所周知，水中的亚硝酸过量或超标，可不同程度地引起倦怠、乏力、血压下降、腹痛、腹泻、呕吐，日久还能引起恶性疾病。

什么样的水才健康

饮水并非越纯越好。纯净水并非是人们想象中的"绿色食品"。纯净水是没有什么营养价值的。因为纯净水在生产过程中，一般采用多层过滤技术，这样把细菌和有害物质滤去的同时也把自然水中的养分和矿物质滤出去了。

软水缺乏矿物质。软水钠含量高而矿物质含量低，矿物质对身体健康是很重要的。

硬水更不宜喝。硬水含高浓度的碳酸钙、碳酸钾、碳酸镁。一些研究表明硬水区的人心脏病发病率高，可能是因为高浓度的碳酸钙会随时间推移而硬化动脉（如茶壶底的水垢），加速衰老。

 原则二：酸甜苦辣咸，调出健康来

食物中有酸甜苦辣咸五味，从五行上讲，五种味道对应五脏，每种都吃一些才能给机体运转提供更充足的动力。当然，这里所说的五味可不是指食物的性味，而是我们舌头上的味蕾能感觉到的味道。没有味道，食物也会逊色很多。正是因为有了调味的帮忙，才让我们体会到更丰富的口感。

咸

咸味是绝大多数复合味的基础味，有"百味之王"之说。从大约 5000 年前的黄帝时期，食盐已经被认识和食用了。不仅一般菜品离不开咸味，就是糖醋味、酸辣味等也要加入适量的咸味，才能使其滋味浓郁、适口。

食盐———增鲜味、解腻、杀菌防腐。盐的主要成分是氯化钠，每天都必须摄入一定的盐来保持新陈代谢，调整体液和细胞之间的酸碱平衡，促进人体生长发育。另外，含碘的食盐还有益于甲状腺。常用淡盐水漱口，不仅对喉咙疼痛、牙齿肿痛等口腔疾病有治疗和预防作用，还能预防感冒。清晨起床后喝一杯盐开水，可治便秘。

酱油———以咸为主，兼具鲜香。使菜肴增味、生鲜、添香、润色，并能补充养分。酱油中的氨基酸是人体的主要营养物质，尤其是一些人体不能合成的氨基酸，必须通过酱油摄取。另外，身体某部位烫伤时，可用酱油敷涂，能止痛解毒；手指肿痛，将酱油与蜂蜜加温后，手指浸入其中，能止痛消肿。一般每15克酱油约相当于3克盐。

禁忌：每天不易摄盐过多，应以小于6克为宜。

甜

甜味古称甘。在中餐烹饪中，南方应用甜味较多。在烹饪中可单独用于调制甜味食品，也可以参与调剂多种复合味型，使食品甘美可口。还可去苦、去腥等，并有一定的解腻作用。

食糖———具有使菜肴甜美、提高营养、使成品表面光滑、加热后呈金黄或棕黄色等作用。运动中需要补充适量的糖分，可以通过提高血糖水平，增加供给能量，节约肌糖原的损耗，减少蛋白质和脂肪酸供能比例，延缓疲劳发生。砂糖水还可以刺激肠胃，帮助消化。

禁忌：过量摄入糖会导致龋病，并引发肥胖。糖尿病患者、肝炎病患者要尽量少摄取。

酸

在烹饪中应用广泛，但一般不宜单独使用。能去鱼腥，解油腻，提味增鲜，开胃爽口，增强食欲。同时还有收敛、固涩的效用，可助肠胃消化。

食醋———主要起增加酸味、香味、鲜味及和味解腻、去腥除异味的作用。醋能促进新陈代谢，食醋是有效防止动脉硬化、高血压的方法之一。醋还能增进食欲，并促进消化液的分泌，同时具有很强的杀菌力。多吃醋还能维持肠道酸性，达到除去有害病菌的效果。在室内熬醋熏蒸，对感冒有一定的预防作用；用醋水漱口可治疗轻度的喉咙炎。烫伤时，用醋淋洗，能止痛消肿，防止起疱，伤好无瘢痕。

禁忌：醋不宜大量饮用，尤其是胃溃疡的患者，更要避免喝醋，以免对身体造成伤害。吃羊肉时也不宜食醋，否则会削弱两者的食疗效果，并可产生对人体有害的物质。

辣

辣椒实际上是触觉痛感而非味觉。由于习惯，也把它当做一"味"。辣椒是辣味中的代表，是一种诱发食欲，增添养分的理想调味品，并深受潮湿低洼地区人们的喜爱。它能增香添色，刺激食欲。

辣椒———辣椒中的辣味成分辣椒素营养丰富，可增强食欲，被广泛应用在烹调中。辣椒含有多种生物碱能刺激口腔黏膜，促进唾液分泌及胃蠕动，有利于食物消化；辣椒中含有较多抗氧化物质，可预防癌症及其他慢性疾病，同时有利于使呼吸道畅通，治疗感冒。长期摄取辣椒，能强化个人对抗衰老的能力。

禁忌：不可大量摄取，否则会引起神经系统损伤、消化道溃疡。同时，患有食管炎、咽炎、牙痛、痔疮、肺结核、高血压以少吃为好。

烹饪何时放调料

做菜什么时候放调料好，该放什么调料，既要保持烹调后菜的色香味，又要保持菜中营养素最大限度地不被破坏，对家人身体健康有益。这的确是一大不可忽视的学问。

油

炒菜时当油温高达200℃以上，会产生一种叫做"丙烯醛"的有害气体。它是油烟的主要成分，还会使油产生大量极易致癌的过氧化物。因此，炒菜时还是用八成热的油较好。

酱油

酱油在锅里高温久煮会破坏其营养成分并失去鲜味，因此烧菜应在即将出锅之前放酱油。

盐

用豆油、菜籽油做菜，为减少蔬菜中维生素的损失，一般应炒过菜后再放盐；用花生油做菜，由于花生油极易被黄曲霉菌污染，故应先放盐炸锅，这样可以大大减少黄曲霉菌毒素；用荤油做菜，可先放一半盐，以去除荤油中有机氯农药的残留量，而后再加入另一半盐；在做肉类菜肴时，为使肉类炒得嫩，在炒至八成熟时放盐最好。

醋

烧菜时如果在蔬菜下锅后就加一点醋，能减少蔬菜中维生素C的损失，促进钙、磷、铁等矿物成分的溶解，提高菜肴营养价值和人体的吸收利用率。

酒

烧制鱼、羊等荤菜时，放一些料酒可以借料酒的蒸发除去腥气。因此加料酒的最佳时间应当是烹调过程中锅内温度最高的时候。此外，炒肉丝要在肉丝煸炒后加酒；烧鱼应在煎好后加酒；炒虾仁最好在炒熟后加酒；汤类一般在开锅后改用文火炖、煨时放酒。

味精

当受热到120℃以上时，味精会变成焦化谷氨酸钠，不仅没有鲜味，还有毒性。因此，味精最好在炒好起锅时加入。

 ## 原则三：选对适当的烹调方法

对于糖尿病患者来说，均衡的营养、合理的饮食却比菜肴风味更加重要，因此选对烹调方法，才是重中之重。

烹调蔬菜，可不是小事一桩

许多的植物都含有抗氧化成分，如花椰菜含有对抗乳癌的成分，番茄含有番茄红素，而更多无数种类的类黄酮成分都是对于保健有所帮助的成分。不过，最近的一份国外研究报道指出，天然的食物虽然含有非常丰富的抗氧化剂，但是不得当的烹调，特别是高温、水煮、油炸，可能会将这些新鲜食物中的抗氧化成分完全破坏。

很多时候会忽略烹调过程对于天然营养成分的伤害，大部分的植物抗氧化成分，如前花青素、花青素、类黄酮、植化物，都是水溶性的，很容易随着烹饪流失，高温更是这些天然营养素的杀手。因此，如果要补充抗氧化成分，烹调的方式最好不要过于激烈，避免水煮与高温，让食物能够保留原先的营养。另外，不妨再补充些天然提取的营养补充品，来达到养生保健的真正功效。

盘点传统烹调方式

1. 煮

水煮对脂溶性维生素影响不大，煮时脂肪多可帮助脂溶性维生素的吸收。水溶性维生素可溶于汤汁中，维生素 C、维生素 B_1 和维生素 B_2 可能较多溶出，同时有一部分可能受热而分解，溶出的量和分解的量随时间和温度而变化。无机盐溶于汤汁中的量与无机盐种类、汤汁量和烹调的时间有关。余或烫的汤汁应尽量利用。

2. 蒸

蒸对营养素的影响同煮相似，维生素 C、维生素 B$_1$ 有少部分破坏，但由于一般汤汁少且多要利用，无机盐很少损失，维生素的损失较煮少，蒸还可保持形体完美，对色泽一般无影响。

3. 炸

炸的食物香味比较突出。炸是将食物放到大量的高温油中加热，时间长，所以油炸对无机盐影响不大。但是维生素 B$_1$、和维生素 B$_2$ 几乎全部丧失。蛋白质也会因此变质而减少营养价值，脂肪也因此受破坏失去其功能，甚至产生妨碍维生素 A 吸收的物质。为了不使原料的蛋白质、维生素减少，挂糊油炸常作为最佳补救措施。

4. 炒

炒是一种最常用的烹调方法。炒的过程中，蛋白质变性、糖类糊化、脂肪变化不大，维生素有一定程度降解，主要是维生素 C。

急火快炒，码芡和勾芡可以保护维生素 C。爆炒因为先挂糊，并且火大，故较一般的炒法好，其营养素损失较少。

5. 炖

炖、烧、煨、焖等由于加热时间长，成菜一般很软且熟，很受老年人欢迎。但由于加热时间长，蛋白质水解多，较多溶于汤汁中，脂肪可发生一定程度乳化，无机盐和维生素大量溶于汤中，B 族维生素和维生素 C 破坏严重。

6. 烤

烤和烘的食物香味好，直接在明火上烤，或利用烤箱间接烘烤，均可使维生素 A、B 族维生素、维生素 C 受到相当大的破坏。肉、鱼熏烤后，其中脂肪的不完全燃烧及糖类受热后的不完全分解可产生致癌物质，所以一般不应用明火直接熏烤。

7. 烩

烩制的菜肴一般原料都经过熟处理，由于烩菜为中小火，有少量汤汁，时间短，故营养素损失较少，但原料在熟处理过程中，有较多营养素的丢失，因此，初步熟处理的汤汁应充分利用。

适宜糖尿病患者的烹调方法

1. 汆

将小型原料置于开水中快速至熟的烹调方法，多用于制作汤菜。汆法有两种形式：一种是先将汤和水用火煮，再投菜料下锅，加以调味，不勾汁，水一开即起锅，如"汆丸子"。另一种是先将原料用沸水烫熟后捞出，放在盛器中，再将已调好味的、滚开的鲜汤倒入盛器内一烫即成。这种汆法称汤爆或水爆，如"三片汤"。

2. 涮

涮也是汆的一种类型，用火锅将水烧沸，把切成薄片的主料投入其中，至熟供食。涮片蘸上调料，边涮边吃。一般植物性、动物性的原料均可选用，如"涮火锅"。

3. 蒸

蒸是以蒸汽为传导加热的烹调方法，使用比较普遍。它不仅用于蒸菜肴（如蒸茄子、清蒸鱼），还可用于原料的初步加工和菜肴的保温回笼等。

4. 熬

将小型原料加汤水或调味品（葱、姜、料酒）用火慢煮至熟的烹调方法。原料可用蔬菜、豆腐、米类、豆类及动物类食物，最好将其切成片、块、丁、丝、条等形状，便于熟透入味，如白菜熬豆腐。

5. 拌

拌菜是用调料直接调制原料成菜的烹调方法。一般是将生料或熟料（多为动物性食品）切成较小的块、丝、条、片等形状。拌菜的调味品，主要是酱油、醋、香油、虾油、芝麻酱等，依个人口味而定。常见的拌菜有凉拌黄瓜、凉拌粉皮。

拌菜多现吃现做。但要注意消毒，保持卫生，防止因饮食不洁导致疾病的发生。

6. 炒

炒是一种用少油武火翻炒原料成菜的烹调方法。适用于各类烹调原料，原料要求加工成片、块、丁、丝、条状，以利原料快速成熟。注意炒制时油量要少，如干煸扁豆、清炒虾仁。

7. 焖

焖是将食物经过煎、煸初步熟处理后，加调料文火长时间焖烧，收汁而成的一种烹调方法，如红焖牛肉、红焖仔鸡。

8. 烧

用少量油，将生食物加上调料煸炒，等颜色变深以后再放入调味品和汤或水（水多于原料的1/4），用文火烧至酥烂，最后在武火上使汤汁浓稠，稍加明油即成。

烧的另一种做法是在生食物中加上调料和水先煮沸，然后在文火上烧烂即成。

9. 煮

指食物在沸水中煮熟食物的方法，如煮牛肉、煮鸡。

10. 炖

炖是将原料加水，武火烧开后改用文火，加热至原料酥而汤汁醇厚的一种烹调方法，如清炖牛肉、清炖母鸡。

生食可能让你更加健康

吃生鲜膳食，不仅能促进体内营养物质的循环，排除细胞中的有毒物质，而且皮肤会收紧，不再肿胀，白头发会重新变黑。生食中各种营养素丰富，可以生食的果蔬种类很多，如红萝卜、包心菜、甜菜、花菜、香菇、蘑菇、腰果、西瓜籽、葵花籽、海藻、小麦芽、各种豆芽、生芝麻及各种水果、核果类。不过，为了防止毒素的危害，选择宜供生食的无污染的鲜嫩蔬菜、瓜、果，洗净，再用冷开水冲淋后生吃；在冰箱中已经存放了一两天的蔬菜不适合生吃。

此外，除了生吃外。蒸和煮也是比较健康的烹调方法。蒸是最健康安全的加热法；其次是煮。煮的时候最好少放水，加盖，在尽可能短的时间内，避免营养流失。炒时要迅速翻炒，尽快出锅，而烤要避免烤焦，因为烤焦的食物有杂环胺致癌物质。炸是最不健康的烹饪方式，如一定要炸，最好用黄油、椰子油或橄榄油，避免用其他菜油，因为它们最容易被氧化，产生有害物质，危害健康。

 原则四：谨防糖尿病，远离碳酸饮料

随着社会的发展，品种繁多的饮料代替了朴实的白开水，人们经常喝的多是碳酸饮料、果汁和咖啡，特别是碳酸饮料，成了人们日常生活中所喝饮料的主角。

碳酸饮料就是平时说的汽水，包括可乐、柠檬汽水、橘子汽水及各种果味饮料。碳酸饮料的主要成分包括：碳酸水、柠檬酸等酸性物质、白糖、香料，有些还含有咖啡因，人工色素等。从营养的角度来说，除了糖类能给人体补充能量外，碳酸饮料几乎不含营养素。而糖类，对糖尿病患者的康复毫无益处。

碳酸饮料危害多多

并不解渴

碳酸饮料中含有大量的色素、添加剂、防腐剂等物质，没有一样是对身体有好处的。这些成分在体内代谢时需要大量的水分，而且可乐含有的咖啡因也有利尿作用，会促进水分排出，所以喝碳酸饮料，就会越喝越觉得渴。

含糖量高

碳酸饮料一般含有约10%的糖分，一小瓶热量就达到一二百千卡，经常喝容易使人发胖。不仅对糖尿病患者，且对正常人也毫无益处。

腐蚀牙齿

软饮料显然已成为造成龋牙的最重要的饮食来源之一，软饮料中的酸性物质及有酸性糖类副产品会软化牙釉质，对牙齿龋洞形成起到促进作用。如果牙釉质软化，再加上不正确刷牙、磨牙等陋习，会导致牙齿损坏。

影响食欲

碳酸饮料喝得太多对肠胃非但没有好处，而且还会大大影响消化。因为大量的二氧化碳在抑制饮料中细菌的同时，对人体内的有益菌也会产生抑制作用，所以消化系统就会受到破坏。特别是年轻人，一次喝太多，释放出的二氧化碳很容易引起腹胀，影响食欲，甚至造成肠胃功能紊乱，引发胃肠疾病。

骨骼变脆弱

碳酸饮料的成分，尤其是可乐，大部分都含有磷酸。通常人们都不会在意，但这种磷酸却会潜移默化地影响你的骨骼，常喝碳酸饮料骨骼健康就会受到威胁。

更易患结石

钙是结石的主要成分。在饮用了过多含咖啡因的碳酸饮料后，小便中的钙含量便大幅度增加，更容易产生结石。如果服用的咖啡因更多，则危险更大。人体内镁和柠檬酸盐原本是可以帮助人预防肾结石的形成的，可是饮用了含咖啡因的饮料后，将这些也排出体外，使得患结石的危险大大提高。

 原则五：科学喝牛奶

奶除了不含有膳食纤维外，几乎含有人体所需的各种营养素，并且易于消化吸收，是适合所有人群的营养食品。

日本在第二次世界大战后根据营养调查发现国民营养不良的发生率很高，就提出每天每个孩子增加 1 袋奶的建议，十几年后，发现其营养状况明显改善，在体能、身高等方面有很大提高，可以说简单的 1 袋奶强壮了整个民族。

许多糖尿病患者已经知道牛奶的好处，每天都添加奶制品，但是往往只是早餐空腹喝牛奶，或者一次喝 500 毫升以上的牛奶，这样做是错误的。因为空腹单纯饮用牛奶，会使奶中优质的蛋白质被当做糖类，变成能量消耗，很不经济。一次摄入过多容易产生腹胀、腹泻等不适症状，也不利于消化吸收。正确的食用方法是，在喝牛奶前吃一些馒头、饼干或稀饭之类的食物，这样就可以充分发挥奶的优良作用了。

牛奶作为最古老的食品之一，其营养价值和对大众健康的贡献早已得到举世公认。正是基于此，每年 5 月的第三个周二，被认定为"国际牛奶日"，这也是唯一用食物命名的国际日。目前，没有任何证据表明合理饮用牛奶会导致什么健康隐患。而过量饮用牛奶、将牛奶当水喝等做法显然是不可取的，但这种不合理饮用导致不良后果的情况显然不是牛奶本身的问题。鉴于目前我国居民的膳食特点，提倡每日饮用 1～2 袋牛奶是具有重要的现实意义的，对提升全民的健康水平是大有益处的。

饮用牛奶的正确方法

饮用牛奶的时间：一天的任何时间段饮用牛奶并无实质上的差别，可依据个人习惯确定，晚上喝牛奶有助于钙的吸收。

饮用牛奶的数量：每日总量以 250～500 毫升（1～2 袋）为宜，每次饮用量不宜超过 250 毫升（1 袋）。对饮用一袋牛奶（250 毫升）后即有腹胀和腹泻者，可采用少量多餐的原则，将 250 毫升牛奶分为 2 次饮用。

饮用牛奶的"顺序"：不空腹饮用牛奶，将牛奶放在每餐的最后饮用。喝牛奶前应先进食一些主食，如面包、蛋糕、点心、饼干等，或进食含有动物蛋白的食物，如鸡蛋等。

饮用牛奶的温度：以常温（20℃～30℃）为宜。不宜从冰箱中取出后直接饮用，否则可能导致胃肠不适；也不宜高温久煮，以免破坏营养素。

喝奶的误区

误区之一：空腹喝牛奶

空腹喝牛奶容易因乳糖不耐受发生腹胀和腹泻。空腹喝牛奶后，牛奶在胃肠道通过时间较快，导致吸收效率降低。

解决方案：喝牛奶前应先进食固体食物，最好是配上主食，如面包、蛋糕、点心、饼干等，或含有动物蛋白的食物，如鸡蛋等。将牛奶放在一餐的最后进食，或配合上述主食等混合进食，以增加耐受性，并提高吸收效率。

误区之二：与茶、咖啡一起饮用牛奶

牛奶中含有丰富的钙离子，而茶和咖啡等均是脱钙食品。茶叶中含有单宁酸，钙与单宁酸反应产生不溶解的钙盐，会影响钙的吸收；咖啡中的咖啡因是强脱钙剂。据统计，大量或长期喝茶和饮用咖啡的人群（特别是喜欢饮用浓茶、隔夜茶、浓咖啡的人），骨质疏松发生率相对更高。

解决方案：不饮用浓茶、隔夜茶和浓咖啡，不将牛奶与茶和咖啡一起饮用（间隔30分钟以上）。有饮茶和饮咖啡习惯的人，可选用淡茶或低咖啡因咖啡。

误区之三：用高温或低温方式处理牛奶

或是怕不卫生，或是因传统观念影响，很多人喜欢用刚刚烧开的滚烫的水冲奶粉。其实，这种方法并不科学。因为从营养角度来说，高温会使奶中的络蛋白、乳清蛋白变性；从卫生角度来说，即使用100℃的开水来冲，也达不到消毒作用。

牛奶也不宜高温久煮，因为牛奶中的蛋白质受高温的作用，会由溶胶状态转变成凝胶状态，导致沉淀物出现，营养价值降低。如果考虑消毒而煮沸牛奶大可不必，因为正规厂家生产的鲜牛奶都是经过巴氏消毒法消毒的。

牛奶也不宜冷冻储存，因为冷冻会使牛奶中的蛋白质变性，脂肪分层，且解冻后，蛋白质和脂肪沉淀、凝固，既不利于人体的吸收，也会使牛奶的价值大为降低。

解决方案：对奶粉，可用60℃~70℃左右的温开水冲兑。对鲜牛奶，应避光在4℃冷藏保存。在室温状态下饮用，或适当加热（不要煮沸，也不要久煮）饮用即可。

误区之四：用牛奶送服药物

在有些药物的说明书上可能会注明：牛奶不影响该药物的吸收。但不管怎样，送服药物最好用清水，完全没有必要与牛奶同服。因为两者之间可能会相互破坏、相互影响。牛奶能够明显地影响人体对药物的吸收速度，使血液中药物的浓度较相同的时间内非牛奶服药者明显偏低。用牛奶服药还容易使药物表面形成覆盖膜，使牛奶中的钙与镁等矿物质离子与药物发生化学反应，生成非水溶性物质，这不仅降低了药效，还可能对身体造成危害。牛奶中所含的蛋白质与多种金属离子结合，会影响一些含金属离子的药物在人体内发挥正常药效。

解决方案：用清水服药。服药与喝牛奶最好间隔 1 个小时以上。

 链接阅读　　**奶片与牛奶**

随着生活品质的提高，越来越多"吃的东西"出现在我们身边，这些以前闻所未闻、见所未见的东西逐渐占领了一片天地，奶片就是其中一种。

从营养含量上讲，奶片是用奶粉作为原料的，经过再次加工，鲜奶的风味荡然无存，而且由于二次加工过程的温度较高，还会破坏其中的营养成分，彻底改变乳清蛋白的活性，从而使蛋白质溶解度降低，黏度增强，对人体吸收造成一定困难。而新鲜的牛奶中则含有大量蛋白质、氨基酸、糖类等营养成分，所以，鲜奶较奶片而言，营养更加全面。最为重要的，鲜奶中含有80%左右的水分，这样更易于身体吸收，也有助于人体平衡的摄取营养。

从人体吸收角度讲，鲜奶中除了含有蛋白质、氨基酸等营养成分之外，还有80%左右的水，这样更易于身体吸收。而作为固体形态的食品，奶片在消化过程中需要吸收人体内的大量水分，所以，如果吃奶片的同时不注意补充水分的话，不仅无法使人体获取营养物质，还会造成一定的伤害。

🌳 原则六：限糖同时更要"盐"格

盐在烹调中是不可缺少的调味品，缺少了它，食物索然无味；但一旦过量，对人体就会带来严重的负面影响，可见盐是一把双刃剑。

现代医学研究表面，过多摄入盐，具有增强淀粉酶活性而促进淀粉消化和促进小肠吸收游离葡萄糖的作用，可引起血糖浓度升高而加重病情。因此，糖尿病患者不宜选择高盐饮食。如果长期食用过多的盐，会引发高血压，并加速和加重糖尿病大血管并发症的发展。

限制用盐有窍门

1. 炒菜时可改用低钠盐。低钠盐主要是将盐分内的钠离子减半而以钾离子来代替，口味上不会有太大的差异，增加了钾却可以有降血压、保护血管壁的功能，减少脑卒中和心脏病的危险。唯独肾脏功能不佳、患有尿毒症，以及使用保钾利尿剂的患者，绝对不可以吃低钠盐。因为低钠盐中的钾含量较高，会积存于患者体内，无法顺利排出，很容易造成高血钾症以及心律不齐、心脏衰竭的危险。

2. 尽量自己动手在家做饭，因为餐馆的饮食常使用较高的食盐、味精等调味，所以避免在外用餐也是减少食盐摄入量的好方法。

3. 少吃腌制品、少吃方便面。一个99克普通杯面含有7.8克盐，一包辣酱面就有6克多（标示含钠量为2500毫克）的盐，一天的盐分标准摄入量很容易就超过了。

4. 油香味引起食欲。使用葱、姜、蒜等经油爆香后所产生的油香味，来增加食物的可口性，从而有效控制食盐摄入量。

先后顺序有讲究

1. 烹饪前放盐

蒸制块肉时，因肉块厚大，且蒸的过程中不能再放调味品，故蒸前要将盐、调味品一次放足。

烧整条鱼、炸鱼块时，在烹制前先用适量的盐稍为腌渍再烹制，有助于咸味渗入肉体。

烹制鱼圆、肉圆等，先在肉茸中放入适量的盐和淀粉，搅拌均匀后再吃水，能吃足水分，烹制出的鱼圆、肉圆亦鲜亦嫩。

有些爆、炒、炸的菜肴，挂糊上浆之前先在原料中加盐拌匀上劲，可使糊浆与原料粘密，不致产生脱袍现象。

2. 烹饪完毕时放盐

烹制爆肉片、回锅肉、炒白菜、炒蒜薹、炒芹菜时，在武火、热锅油温高时将菜下锅，并以菜下锅就有"啪、啪"的响声为好，全部煸炒透时适量放盐，炒出来的菜肴嫩而不老，养分损失较少。

3. 刚下锅时就放盐

做红烧肉、红烧鱼块时，肉经煸、鱼经煎后，即应放入盐及调味品，然后旺火烧开，文火煨炖。

4. 食用之前才放盐

凉拌菜如凉拌莴苣、黄瓜，放盐过量，会使其汁液外溢，失去脆感，如能食前片刻放盐，略加腌制沥干水分，放入调味品，食之更脆爽可口。

5. 烹煮熟烂后放盐

肉汤、骨头汤、腿爪汤、鸡汤、鸭汤等荤汤在熟烂后放盐调味，可使肉中蛋白质、脂肪较充分地溶在汤中，使汤更鲜美。炖豆腐时也当熟后放盐，与荤汤同理。

6 克盐要怎么吃

世界卫生组织公认，一天的食盐摄入量不超过 6 克。

对于没患糖尿病的中老年人来说，每天食用的盐量最好不要超过 6 克。对于已患糖尿病的朋友而言，每天食用的盐量则应在 6 克以下，这样可以有效控制血糖的水平。

实际上炒菜时放入 4 克盐就足够，剩下的 2 克在平时天然的饮食中隐藏着，不需要炒菜的时候放进去，也就是说要把 6 克盐一分为二，两个加在一起总量是 6 克。

 原则七：外出聚餐，该吃就吃

饮食是人们生活的一部分，美味的食物会给生活带来享受和乐趣。不管是健康大众还是糖尿病患者，逢年过节，外出聚餐都是难免的。对于这种被我们称作"应酬饭"的聚餐，有什么不健康呢，如果不健康，怎样才能吃得健康呢。

弊端

"应酬饭"的主要弊病是不均衡膳食：鱼蛋肉类等动物性食物摄入过量，而谷类、蔬菜、水果等植物性食物摄入不足，时间长了导致体内饱和脂肪酸升高，一些"富贵病"如肥胖症、糖尿病、高血压、心血管疾病以及癌症等也会随之而至。"应酬饭"上少不了喝酒，而过量饮酒则容易导致心脑血管疾病、脂肪肝、酒精性肝硬化，甚至还会对大脑造成损伤。

对策

无论是西式快餐还是中式宴会，都是营养不平衡的饮食。如果不得不吃，只能在可能选择的食物中挑些营养素较全的食物。假如你有点菜的权利，就为自己点些蔬菜，把肉换成豆腐，把煎炒菜换成清蒸菜等等。在点菜之后，你还可以控制自己夹哪个盘子中的菜。远离高脂肪食品，多选蘑菇、木耳、蔬菜、豆腐肯定是没有错的。

消除聚餐危害措施集锦

多吃蔬菜、水果和薯类

益处：蔬菜、水果和薯类都含有较丰富的维生素、矿物质、膳食纤维和其他生物活性物质。含有蔬菜、水果和薯类的膳食，对保护心血管健康、增强抗病能力、预防某些癌症等有重要作用。

吃清淡少盐的膳食

益处：膳食不应太油腻、太咸或含过多的动物性食物，少吃油炸、烟熏食物。每人每日食盐用量以不超过 6 克为宜。除食盐外，还应少吃酱油、咸菜、味精等高钠食品，及含钠的加工食品等。吃盐过多会增加患高血压的危险。

食物多样，以谷类为主

益处：没有一种食物能供给人体需要的全部营养。每日膳食必须由多种食物适当搭配，才能满足人体对各种营养素的需要。谷类食物是我国传统膳食的主体，是人体能量的主要来源，它提供人体必需的糖类、蛋白质、膳食纤维及 B 族维生素等。

吃奶类、豆类或其制品

益处：奶类含钙量高，是天然钙质最好的来源，也是优质蛋白质的重要来源。经常吃适量奶类可提高人体的骨密度，减缓骨质丢失的速度。豆类含丰富的优质蛋白质、不饱和脂肪酸、钙及 B 族维生素。经常吃豆类食物，既可改善膳食的营养素供给，又利于防止吃肉类过多带来的不利影响。

吃适量的鱼、禽、蛋、瘦肉

益处：鱼、禽、蛋及瘦肉是优质蛋白质、脂溶性维生素和某些矿物质的重要来源。我国相当一部分城市和绝大多数农村吃动物性食物的量还不够，应适当增加摄入量。但部分大城市居民吃肉食太多，对健康也不利。应当少吃猪肉，特别是肥肉、荤油，减少膳食脂肪的摄入量。

带着降糖药并按时服用

这是需要糖尿病患者特别记住的。外出用餐一定带着降糖药，掌握好吃饭和吃药的时间，仍要定时、定餐，规律地服药，这样才能保证血糖稳定，防止低血糖发生。

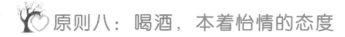

原则八：喝酒，本着怡情的态度

酒主要含乙醇，其他营养素含量极少。

按照一般原则，酒大致可分为白酒、啤酒和葡萄酒。

酒精含量：白酒 30% ~ 60%，啤酒 5%，葡萄酒 10%，每克酒精产热29.28 千焦，单位能量密度高于糖类和蛋白质，仅次于脂肪，因此酒也是高能量的物质。

糖尿病患者饮酒的原则："如饮酒，要限量。"众多的研究和实践都证明，酒精对糖尿病患者弊多利少。

饮酒对糖尿病患者的影响可表现在多个方面

1. 可能因为饮酒而影响正规进食，会不利于饮食治疗的执行。

2. 乙醇含有高热能，1 克乙醇可以产生 29.28 千焦的热量，可能导致体重增加。

3. 乙醇可能抑制肝糖原分解及糖异生作用，增强胰岛素的作用，导致血糖水平的突然下降，易发生危险。

服用磺脲类降糖药可能因饮酒而发生面部潮红，心慌气短等不良反应或加重低血糖反应。

长期饮酒还可能使血脂水平升高，动脉硬化，引起脂肪肝，甚至肝硬化或增加心脑血管疾病的发生率。

白酒中的有毒成分还有甲醇，它可以直接损害末梢神经，可能加重糖尿病患者周围神经的损害。

红葡萄酒能否预防心脑血管疾病

该问题的提出源于美国学者进行的研究，该研究表明，长期饮用一定量红葡萄酒的女性，心血管疾病的发病率较低。此后，也有研究得出类似结论。另外，流行病学资料表明，在红葡萄酒销量较大的意大利等国，心血管疾病的发病率相对较低，以此证明红葡萄酒对心血管有保护作用。

但是从目前来看，关于红葡萄酒有助于预防心血管疾病的机制尚未完全阐明，红葡萄酒有助于预防心血管疾病的相关研究尚缺乏足够的、有力的证据。

关于流行病学资料，由于意大利等国的居民，在饮用红葡萄酒的同时，尚有其他可能对心血管有保护作用的生活习惯，如食用橄榄油，大量食用新鲜的蔬菜、水果，适量运动等。尚难以得出所谓"其心血管疾病发病率相对较低是因为长期饮用红葡萄酒的结果"这样的结论。

糖尿病患者如何科学饮酒

上面谈到糖尿病患者饮酒的种种弊端，但这并不意味着患了糖尿病的就只能滴酒不沾。毕竟，在节假日、纪念日、在和亲朋好友相聚的时刻，餐桌上是不能少了酒的。因此糖尿病患者必须了解饮酒的时机、数量以及出现危险情况的补救措施。

不要被一些糖尿病专用或无糖啤酒所迷惑，这些饮品同样含有糖类和酒精，饮用时仍应计入每日饮食总热能范围之内。

饮酒的量应计算在每日的主食范围内。大约1罐啤酒或100克（2两）红酒或25克（半两）二锅头，都相当于25克（半两）主食的热量。所以饮用时应减少相应的主食量，但应说明的是，糖尿病患者偶尔少量饮酒，借助上述交换原则，以求的能量的恒定是可以的。但不提倡糖尿病患者经常性或大量饮酒，特别是经常性饮用或一次性大量饮用白酒和啤酒。

时下流行在酒中掺入冰镇饮料以获得更好的口味，但是要注意，几乎所有普通饮料都含有大量的精制糖，因此不宜饮用，但水合低热量饮料是可以随意饮用的，诸如纯净水、矿泉水、苏打水、低热量饮料、包括用甜味剂制作的可乐或糖尿病专用饮料。

原则九： 吃对水果也能控制血糖

水果色、香、味俱全，口感好，还能补充大量的维生素、果胶和矿物质，是人们非常喜爱的食品。但是由于水果含糖，很多患者想吃却不敢吃，因为水果的主要成分是糖，如葡萄糖、果糖和蔗糖等。一些水果中还含有少量的淀粉，如苹果、芒果和香蕉等。若食用不当，可升高血糖，甚至使病情出现反复。"谈水果色变"，拒之于千里之外，其实这大可不必。

在严格限制总热量的前提下，对于血糖控制理想的患者来说，适当进食一些西瓜等含糖量较低的水果是允许的，但进食水果后须扣除相应的主食量，比如200克橘子或苹果相当于25克主食。

四性五味，让你吃明白水果

水果的四性，即"寒、凉、温、热"四种属性，介于寒热之间的则为平性。四性的分类，可以更明确地针对体质来选择适宜的水果。

寒凉性水果

可清热降火，使人体能量代谢降低，降低热量。代表水果有柚子、甜瓜、梨、番茄、甘蔗、香蕉、柿子、西瓜、草莓、橘子、椰子等。适合热性体质、热性症状者食用。

温性水果

可补虚、祛寒，使人体的能量代谢率提高，增加人体热量。代表水果有杨梅、杏、石榴、芒果、大枣、槟榔、荔枝等。适合寒性体质、寒性症状者食用。

热性水果

可消除寒证，增加人体热量。代表水果有龙眼、榴莲等。适合寒性体质、寒性症状者食用。

平性水果

可补虚、开胃、健脾，容易消化，身体强健者可以长期食用。代表食物有苹果、葡萄等。适合各种体质的人食用。

水果的五味即"甘、酸、咸、苦、辛"五种滋味。

这五味各有对应的人体器官和功效。水果固有的五味要求我们在食用时也要注意均衡，否则对健康不利。

甘味

有止痛、滋养、补虚的功效。对应器官是脾。代表水果是香蕉、龙眼、荔枝等。过量食用会发胖。

酸味

有开胃生津、收敛止汗、帮助消化的功效，对应肝脏。代表水果有橙子、柠檬等。不可过量食用，否则会损伤筋骨。

咸味

有润肠通便、消肿解毒的功效，对应肾脏。食用过量会导致高血压。

苦味

有降火、解毒、除烦、清热的功效，对应心脏。代表水果是橄榄。食用过量容易引起消化不良。

辛味

能发散风寒、补气活血，对应器官是肺。过量食用会损耗气力，使火气上升，损伤津液等。

"降糖"水果四要素

1. 把握好病情。糖尿病患者在血糖控制稳定后，即餐后 2 小时血糖在 11.1mmol/L 以下，糖化血红蛋白小于 7.0% 时，可适量进食部分水果；若血糖水平持续较高，或近期波动较大，暂不食用水果。

2. 把握好时机。水果不要和正餐合吃，而应作为加餐，可选择在上午 10 点或下午 3 点左右食用。

3. 把握好种类。应选择含糖量相对较低及升高血糖速度较慢的水果。后者对不同的糖尿病患者可能有一定差异，可根据自身的实践经验作出选择。一般而言，西瓜、草莓等含糖量较低，对糖尿病患者较为合适，而柿子、香蕉、鲜荔枝等含糖量较高，糖尿病患者不宜食用。

4. 把握好数量。糖尿病患者每日食用水果的量不宜超过 200 克，同时应减少半两（25 克）主食，这就是食物等值交换的办法，以使每日热能摄入的总量保持不变。

选对时间

吃水果的时间也是很有讲究的。一般可将水果作为加餐用，也就是说在两次正餐之间或睡前吃，这样可以避免增加一次糖类的摄入，减少胰腺的负担。最好由患者自己来摸索规律，如果能在吃水果前后 2 小时各测一次血糖，对于了解自己能不能吃这种水果以及吃得是否过量很有帮助。

当然，在血糖控制不理想时暂不考虑进食水果。可将番茄、黄瓜等蔬菜当水果吃，等病情平稳后再做选择。

原则十：少食多餐，按时开饭

在一般情况下，一日三餐是绝大多数人的日常习惯，糖尿病患者也不例外。但是糖尿病患者如果血糖控制不佳，反复出现低血糖，也可以改为少食多餐。有的人平时不爱吃早餐，一日只吃两顿饭，这对糖尿病患者是不利的，应改变这种不良习惯。"定时"是指每天早、中、晚三餐的时间大致相同。定时的目的是把全日所需要的食物有计划地合理分配，有利于配合药物治疗，控制血糖的稳定。临床观察发现，糖尿病患者出现轻度脑卒中多发生在空腹时间。该进餐时不吃，等到饿极想吃时，很容易暴饮暴食，给本来功能低下的胰岛又加重负担，这无异于"雪上加霜"。

定时进餐要与定时使用胰岛素同步。服用磺脲类药物和使用胰岛素的患者，其胰岛素受外源控制，因此，在血中出现胰岛素高峰时，也同时出现糖的高峰，当血中的胰岛素浓度降低时，饮食升高的血糖也同时降低。若不是这样，高胰岛素时为低血糖，会出现更严重的低血糖；低胰岛素时碰上高血糖，会出现更为严重的高血糖，这样势必造成严重的代谢紊乱。所以糖尿病患者的进餐时间必须服从于胰岛素的变化，当胰岛素定时以后，进餐也就必须定时。

总之，糖尿病患者吃饭时间应尽量与注射胰岛素、服用降糖药的时间配合好，其基本原则如下：胰岛素应该在吃饭前 15 ~ 30 分钟注射；磺脲类口服降糖药及中药应该在吃饭前半小时服用；双胍类口服降糖药应该在吃饭中服用；α - 糖苷酶抑制剂应该在吃第一口饭时嚼碎服用。如果已经吃完饭，而忘记服药或注射胰岛素，千万不要在吃饭后补吃药或注射胰岛素，以免发生低血糖；已经吃药或注射胰岛素，但吃饭时间延后，可在原定吃饭时间加餐，但在吃饭时应相应减去食量。需注意的是，在服用降糖类药时应尽量选择副作用小、不会引发低血糖的药物，如阿卡波糖（拜糖平）等，以最大限度减少出现低血糖的危险。

第二章
挑着吃，糖尿病易入的 10 个误区

 ## 误区一：只要甜的东西就不能吃

众多病友认为患糖尿病是因过量吃糖或吃"甜食"引起的，因此禁忌吃"甜食"。其实，所谓"甜食"不完全等同于"糖类"。自然界中的甜味剂，除了大家所熟知的葡萄糖、果糖、蔗糖、麦芽糖等单糖和双糖外，还有糖精、木糖醇、山梨醇、麦芽糖醇、甘草苷、甜叶菊苷、阿斯巴糖、蛋白糖等非糖甜味剂。这些非糖甜味剂虽可增加食品的甜度，但不会增加食品的热量。市售的糖尿病"代糖食品"，就是用非糖甜味剂来添加甜味的。所以，这种甜味剂，糖尿病患者是可以选择性吃的。

代糖，就是能够代替糖甜味的东西，代糖种类很多，有合成的、半天然的、功能性的等。

合成甜味剂

包括糖精、甜蜜素、安赛蜜、蛋白糖。

这几种里，除了糖精的名声不太好外，其他都各司其职，在各自的岗位上发光发热。也就是说，像甜蜜素、安赛蜜、蛋白糖这些，都是国家允许的添加剂。

合成甜味剂虽然不会升高血糖，却也有令人不满意之处。它们大多会促进胰岛素的分泌，并使食欲上升。一些研究发现，使用合成甜味剂，对控制体重和减轻糖尿病病情发展并没有什么帮助。另外一个需要注意的问题是，患有苯丙酮尿症的儿童绝不能使用"阿斯巴甜"。少数人的体质对阿斯巴甜比较敏感，大量食用后也可能产生不适反应。

半天然甜味剂

包括"甜叶菊糖、甘草糖"等。

"甜叶菊糖"是从甜叶菊中提取出来的一种糖苷类物质，有清凉的甜味，对人无害，与蔗糖混合使用时甜味纯正。"甘草糖"则是从中药甘草中提取出的甜味化合物，与甜叶菊糖类似。

功能性甜味剂

　　包括时下很热的糖醇类和低聚糖类，如木糖醇和低聚木糖。

　　它们具有一般糖的优点，却不具备普通糖的缺点。这就是它们的功能所在。糖醇外观看起来和糖没什么区别，是白色的固体，没有气味，品尝时有柔和的甜味。

　　但是，它们不会升高血糖，糖尿病人也可以放心的食用；它们大多不含热量，吃了以后不必担心会发胖；它们不利于细菌繁殖，不会导致龋病。

　　所以，糖醇是一种相当理想的甜味剂，可以用于糖尿病患者的食品、减肥食品和各种甜食中。

　　常用的糖醇有木糖醇、山梨糖醇、麦芽糖醇、甘露醇等。木糖醇作为糖尿病人的甜味剂，可以在药店里买到。

　　糖醇类作为甜味剂是如此优秀，但并非没有缺点，那就是吃得太多容易造成腹泻，因为它们有轻泄作用。一般来说，如果每天吃 20 克以下，是不会造成麻烦的。

　　低聚糖类包括低聚果糖、低聚半乳糖、低聚木糖、低聚异麦芽糖、大豆低聚糖等。它们看起来与普通的糖没有什么不同，只是甜味比较淡。低聚糖和糖醇一样不会升高血糖，也不能变成热量。它们还有个特别的好处，就是能够促进小肠中有益细菌的繁殖，起到保护健康的作用。

🌳 误区二：南瓜能治糖尿病，可多多益善

　　研究表明南瓜是一种治疗糖尿病的理想食物。南瓜含有大量的果胶，当南瓜与淀粉类食物同食时，会提高胃内容物的黏度，延缓胃的排空，果胶在肠道内充分吸水后形成一种凝胶状物质，可延缓肠道对糖的吸收，降低餐后血糖。

　　此外，南瓜中微量元素钴含量丰富，钴是人体胰岛细胞合成胰岛素所必需的微量元素，能够促进体内胰岛素的分泌，可降低血糖。

　　也就是说，南瓜具有降糖的效用是没错的，但是为什么说这是误区，因

为这个效用被夸大了。

实际上，南瓜是一种含糖量较高的蔬菜（含糖量为 4.5%），每 100 克南瓜产生的热量为 33.89 千焦，因此，多吃南瓜或南瓜制品，血糖肯定会升高。所以，吃南瓜能治糖尿病的说法必须纠正。若南瓜食用过多，患者的血糖将会越吃越高。

 ## 误区三：豆制品多多益善

豆制品（豆汁、豆腐等）营养丰富，适量进食的确对人体健康大有好处，但绝不是多多益善。豆制品不含糖，并不等于它不会转化为糖，只是转化得较慢（大约需 3 个小时）而已，多吃同样会导致血糖升高。特别是对于老年患者和糖尿病病程较长者，若不注意，大量食用植物蛋白，会造成体内含氮代谢产物过多，加重肾脏的负担，促进肾功能进一步减退。因此建议，患有糖尿病合并有蛋白尿者，最好禁食豆制品，尽量食用鱼、禽等动物蛋白。

 ## 误区四：低血糖无大碍，忍一忍就过去了

在糖尿病的早期或治疗过程中都有可能出现低血糖，有些人认为严控高血糖最为重要，低血糖忍忍就过去了。这种做法绝对不可取！低血糖对人体是有害的，尤其是对老年糖尿病患者，低血糖的危害更甚于高血糖。

诱发"低血糖反应"的常见病因

1. 低血糖反应常见于用胰岛素治疗或采用口服磺脲类降糖药的糖尿病患者。常见的引发低血糖反应的原因包括胰岛素使用过量、胰岛素注射时间错误、饮食摄入量不足、未能按时进餐、运动量增加但未及时调整饮食或胰岛素用量、空腹运动、空腹饮酒和滥用口服降糖药等。

2. 当糖尿病肾病出现肾功能减退时，胰岛素及降糖药的降解受到影响，造成药物蓄积而出现低血糖。

3. 当糖尿病患者出现胃排空延迟或胃轻瘫，进食后不能及时消化吸收，导致能量补充延迟，也可导致低血糖反应。

4. 糖尿病患者伴有肾衰竭时，体内毒性物质堆积，可抑制肝糖原合成酶

的活性，使肝糖原合成减少，导致低血糖发生。

5. 部分糖尿病患者合并脑血管疾病，导致垂体前叶功能减退，使体内肾上腺糖皮质激素、生长激素、甲状腺素的水平相对低下，此时如果出现应激状况便容易出现低血糖。

何为低血糖反应，这些症状告诉你

低血糖反应的症状出现得非常快，不同个体的表现也有差异，但总的说来，大致有以下情况：头晕、头痛、打冷战、心慌、手抖、过度饥饿感、出汗、面色苍白、行为改变或异常（如烦躁、哭喊、易怒、富有攻击性）、口唇麻木、针刺感、全身乏力、视物模糊等。严重者可能出现神志不清、全身抽搐、昏睡、昏迷，这时如不及时纠正，将进一步损害心、脑、肾等主要脏器，危及生命，故应引起糖尿病患者的高度重视。

立即补糖，缓解低血糖的不二法宝

立即吃"糖"，快速增高血糖水平是应对低血糖反应的主要措施。可采用普通饮料（雪碧、可乐、果汁等）、糖果（水果糖、奶糖、巧克力糖）、糖水（温开水冲白糖或葡萄糖 25~50 克）、口服葡萄糖片、蜂蜜或果酱等。

这样吃，可预防低血糖反应

1. 糖尿病患者应确保每餐摄入足量的多糖（各类主食），严格按时进餐。如果因某些特殊情况（如在旅游途中）使进餐时间延迟，则须先进食苏打饼干、面包片和水，以补充能量，防止血糖降低。

2. 如果活动量较平时增大，在活动前要摄入额外的糖类，随身携带糖果、饼干等食物，便于随时纠正低血糖反应。

3. 避免空腹饮酒，这一点对采用胰岛素治疗的糖尿病患者显得尤为重要。因为空腹饮酒可能刺激内源性胰岛素分泌，导致低血糖反应。为此，糖尿病患者如果需要饮酒，应确保饮酒前先进食含多糖的食品，如饼干、面包等。

 误区五：植物油多吃无妨

大家都知道多吃动物油是有害的，却不知道植物油吃多了同样也是不好的。

其实，植物油也好，动物油也罢，都是由"甘油"和"脂肪酸"组合而成。甘油都是一样的，脂肪酸却有"饱和"、"单不饱和"与"多不饱和"之分。这三类脂肪酸各有利弊，各有特点，在天然油脂当中，三类脂肪酸同时存在，只是在比例上有所差别而已。

"饱和"脂肪酸

它的优点是稳定性好，耐热性强，不易产生氧化产物。

缺点是食用过多而运动不足时容易升高血脂，增大心血管疾病的风险。

包括猪油、牛油、羊油、奶油、植物奶油、棕榈油、椰子油等均含"饱和脂肪酸"。适合素食者或很少食用动物性食品的人食用。

"多不饱和"脂肪酸

这一类脂肪酸的优点是营养价值高，低温下仍然清澈透明。缺点是，稳定性差，高温加热或者长期储存后，容易氧化，产生伤害人体的自由基，以及各种有毒的氧化产物、聚合产物和分解产物。包括大豆油、葵花籽油、玉米油、红花油、胡麻油等；适合膳食荤素搭配的各类人群食用，特别是吃动物性食品较多、植物性食品较少的人。

"单不饱和"脂肪酸

它对于降血脂、预防心血管疾病的效果最好，故而近年来得到了大力的推崇。这一类的缺点是不能提供某些必需脂肪酸，但优点是耐热性中等，抗氧化性也居中，对预防慢性疾病有帮助。包括橄榄油和茶籽油，适合膳食荤素搭配的各类人群食用，因其降血脂效果较好，特别适合中老年人和高脂血症患者。

有些油，很健康

茶籽油和橄榄油

它们均为富含"单不饱和脂肪酸"的油脂，健康功效基本一致，只是风味上各有千秋。这类油脂在降低高血脂、降低心血管疾病发病风险方面，效果比大豆油、葵花籽油之类更好。动物和人群试验证明，这类油脂可降低总三酰甘油和低密度脂蛋白胆固醇（"坏"胆固醇）的水平，同时升高高密度脂蛋白胆固醇（"好"胆固醇）水平，从而预防心血管疾病。

胚芽油、胡麻油、红花油等

它们都属于富含"多不饱和脂肪酸"的油脂，主要特点是亚油酸特别丰富，维生素 E 含量很高。虽然从降低心血管疾病的方面，"多不饱和脂肪酸"不及"单不饱和脂肪酸"，但丰富的天然维生素 E 具有很好的抗氧化、抗衰老潜力，对预防慢性疾病有益，而且亚油酸也是人体必需的脂肪酸。

胡麻油、核桃油

核桃油的特色是含有 13% 左右的 "ω－3 不饱和脂肪酸"，而胡麻油中的含量则高达 35%。它与鱼油里面的脂肪酸是一类。目前的研究认为，这类脂肪酸摄入量增加，非常有利于预防心脑血管疾病。

二手油，弃之不可惜

这里所说的二手油，就是炸过食物的油。想必一般家庭都有这样的经历，炸完食物后，看到锅底余留下来的油，虽然可能飘着黑渣，但还是不舍得扔掉，于是再次被用做炒菜或炖菜。

油炸食品，只要不是常吃就不会给身体带来多大影响，但你用炸过的油炒菜，危害可就大了。

炸过食物的油不再是纯净的油。菜肴原料中的水分以及大量其他杂质，都会进入油中，使油在高温下快速水解，进一步加快了氧化变质的速度，也会导致"发烟点"大大下降。所以，炒过一次菜或炸过一次食物的油如果再次加热，特别容易冒油烟，也特别容易变腻、发黑。

油脂经过高温炸制食品后，其不饱和脂肪酸受到严重氧化，所含的维生素 A、维生素 D、维生素 E 全部破坏，并产生有害的聚合物。高温次数越多，聚合物越多。油脂的高温聚合物有损害肝脏、影响机体生长并有致癌作用。

误区六：体虚多进补

有些病友得了糖尿病后比以往瘦了不少，还经常觉得浑身没劲，因此就认为自己是"体虚"了，要多进补，于是就开始吃冬虫夏草、人参、灵芝等补品，可是越吃越不舒服。这是怎么回事呢？

中医的食疗和药膳都是有讲究的，同看病下药一样，要因人而异。每个人的体质不同，即便得了一样的病，表现也不尽相同，可以是虚证，也可以是实证；可能是热证，也可能是寒证。同样，食品和药物也有各自的寒、热、温、凉等属性。如糖尿病，中医学认为消渴的根本病机是阴虚燥热，通常要吃些清补的食品，如山药、鸭子等，而冬虫夏草、人参、灵芝等是温热性质的补气补阳药，吃多了必然会引起体内的阴液更加不足，而导致病情加重。

所以，正确的进补方法是在选用补品前，先搞清楚自己是"虚"还是"实"，是"热"还是"寒"，然后再结合当前的病情，如有无并发症或合并症等进行"辨证施膳"。

进补要适度

1. 不可盲目进补。补是为了补其不足，即身体缺少什么营养成分就进补什么营养物质。俗话说：药症相符，大黄也补；药不对症，参茸也毒。所以，进补一定要讲究对象和方法，做到有的放矢。通常情况下，调节功能出现障碍的老人、久病体虚和手术后的病人才需要进补。另外，进补须对症，进补时最好遵循医生的建议。该补则补，根据自己属于哪种虚证则选择相应的补品，气虚则补气，血虚则补血，不可盲目进补。

2. 慎吃生冷、过腻的食物。在进补时，最好不要吃生冷和过腻的食物，以免妨碍脾胃消化功能，影响补药补品的吸收。进补期间，如遇感冒、发热、腹泻时，应暂时停服各类补品，以防补药恋邪，恢复健康后可再服。

3. 冬季及时进补是强身的大好时节。冬季是一个寒冷的季节。中医学认为，冬令进补与平衡阴阳、疏通经络、调和气血有密切关系。老年人由于机体功能减退，抵抗力低下等因素，在寒冷季节，更适宜进行食补。这对改善营养状况、增强机体免疫功能、促进病体康复等方面，更能显示出药物所不能替代的效果。冬令进补应顺应自然，注意养阳，以滋补为主。

此时进补，养精蓄锐，有助于体内阳气的生发。冬季进补可多吃温热性食物，以提高机体御寒能力。可选富含蛋白质、维生素，而且易消化的食物，如玉米、小麦、黄豆、韭菜、大蒜、萝卜、黄花菜、羊肉、牛肉、鸡肉、鱼类、虾及菠萝、橘子等。

体质比较虚弱的老人，可常饮牛奶、豆浆等，以增强体质。或将羊肉切成小块，加些黄酒、葱、姜炖食，可益气、强筋壮骨。

冬季进补，这已成为民间的传统习惯，中医学有"冬藏精"、"秋冬养阴"的理论，认为冬季及时进补是强身的大好季节。三九严冬进补，能使营养物质转化的能量最大限度贮存于体内。而且冬至起，正是一年中阴气极盛而阳气始生的转折点。所以，此时进补，培育元气，养精蓄锐，有助于体内阳气的发生，为下一年开春全面的身体健康打下基础。

误区七：只吃粗粮不吃细粮

有些糖尿病患者听说膳食纤维有降糖、降脂、通大便的功效，而粗粮含有较多的膳食纤维，因此就只吃粗粮，不吃细粮。这种做法也是不可取的。

粗粮含有比较多的膳食纤维，有一定的延缓餐后血糖升高、降脂、通便的功效。然而，粗粮是一把"双刃剑"，如果不加控制的超量摄取，也会造成很大问题。

1. 吃太多粗粮，会导致一次性摄入大量不溶性膳食纤维，可能加重胃排空延迟，造成腹胀、早饱，消化不良，甚至还可能影响下一餐的进食。

2. 吃过多粗粮，可能会降低蛋白质的消化吸收率。

3. 大量吃粗粮，在延缓糖分和脂类吸收的同时，也在一定程度上阻碍了部分常量和微量元素的吸收，特别是钙、磷、铁等。

4. 伴有胃轻瘫的糖尿病患者大量进食粗粮，可能加重胃轻瘫并导致低血糖反应。注射胰岛素的糖尿病患者尤其应注意这一点。

此外，如果不加限制，摄入粗粮的能量超标，对控制血糖也是非常不利的。

作为四大主食的面粉、大米、小米及玉米，它们的含糖量非常接近，都在74%～76%。但小米和玉米富含膳食纤维，能减缓肌体对葡萄糖的吸收，因此，摄入同量的粗粮和细粮，餐后转化成血糖的程度是有差异的。如进食100克玉米，其80%的糖类可转化成为血糖；而食用同量的面粉，则有90%变成了血糖，这就是因所谓的"血糖生成指数"不同造成的。此外，粗加工的面粉含糖量低（约为60%），其血糖生成指数也低。基于上述原因，血糖居高不下的糖尿病患者，用粗粮代替细粮是可取的。但在通常条件下，选择粗粮细粮没有实质上的区别。无论选择粗粮还是细粮，都应当根据糖尿病的饮食处方而定。无论吃什么，都应该适度、平衡，选择主食也要粗细搭配。

 误区八：只吃米饭不吃馒头

按照南北方饮食差异，北方吃面食多一些，而南方吃米饭多一些。单纯地讲，这两类食物究竟哪个营养更多一些呢？

馒头是根据比例将面粉、水、酵母等调匀，经过发酵后蒸熟而成的食品。就营养素来说，每 100 克馒头中热量 924.66 千焦，糖类 47 克，脂肪 1.1 克，蛋白质 7 克，此外，馒头中所含的 B 族维生素尤其丰富，各种微量元素也不低。所有人都适合食用馒头，肠胃不适的人群更加适宜。

米饭是由大米制成的。就营养素来说，每 100 克米饭中热量是 485.34 千焦，蛋白质是 2.6 克，脂肪是 3 克，糖类是 25.6 克。

有些糖尿病患者吃一次馒头后测血糖发现比米饭高或凭借自测血糖显示尿糖高，就只吃米饭不吃馒头，甚至不吃所有面食。其实面粉、米饭所含的糖类都是非常相似的，对血糖的影响不会有特别大的差异。如果因为一次血糖的高低而放弃一类食品，是没有必要的。

另外，面粉经过发酵后，很多营养素是成倍增加的。主要功效来自于酵母。酵母是天然微生物，含有多种 B 族维生素。面粉发酵后，其中的部分非必需氨基酸可转化为必需氨基酸，满足人体对必需氨基酸的需求。

氨基酸是组成蛋白质的基本单位，分必需氨基酸和非必需氨基酸两种。在食物蛋白质的 20 余种氨基酸中，只有一部分可以在体内合成，这一部分被称为非必需氨基酸。其余的则人体不能合成或合成速度不够快，必须由食物供给，被称为必需氨基酸。

而谷类粮食的外皮中含有较多的植酸，它是影响人体对钙、铁、锌等矿物质吸收的一个重要原因，而面粉经酵母发酵后，植酸被分解而含量下降，从而提高人体肠道对矿物质的吸收和利用。

误区九：合理膳食不是"饥饿疗法"

很多糖尿病患者都认为应该采用"饥饿疗法"来控制糖尿病，尤其是要少吃主食。其实，这是对糖尿病饮食控制的一种误解。在合理控制热量的基础上提高糖类的摄入量不仅不会导致患者的血糖升高，还可以增强胰岛素敏感性和改善葡萄糖耐量。糖尿病饮食治疗的内涵，是因人而异的控制饮食总热量，维持合理的饮食结构，而不是单纯的饥饿疗法。

如果糖尿病患者一天所吃的主食少于 150 克，会造成不良的后果。首先，人体在饥饿时，体内的升糖激素将很快升高，不仅会使血糖升高，而且还会自动分解体内的脂肪与蛋白质，产生大量的代谢产物，这些代谢产物需要肝脏的分解和肾脏的排泄，久而久之，会加重肝肾的负担。另外，长期采用"饥饿疗法"将导致多种营养素的缺乏，使人体的抵抗力下降，增加患病机会。因此，正确合理的饮食疗法应该是以控制总热量为原则，根据患者自身的年龄、胖瘦程度、运动强度等情况，在不影响正常生长发育和日常工作生活的前提下，以提高饮食质量为核心，适当控制饮食数量，平衡膳食结构。

误区十：食物血糖合成指数（GI）越低的食物越好

所谓 GI 值，就是食物的血糖生成指数。GI 是衡量某种食物引起餐后血糖反应的一项指标，它表示含有 50 克碳水化合物的食物与标准食品（一般为葡萄糖）升高血糖效应之比。

GI 值越高，该食物引起餐后血糖升高的效应就越强。GI 值小于 55 的食物一般被认为是低 GI 食物，55 ~ 75 之间为中 GI 食物，大于 75 为高 GI 食物。

单一食物有其 GI 值，但在混合膳食中，其他食物对 GI 又有很大的影响。如纯大米饭的 GI 值是 83.2，米饭 + 鱼是 37，米饭 + 蒜苗是 57.9，米饭 + 蒜苗 + 鸡蛋是 68。如此看来，单一食物的 GI 指数并不能成为选用或抛弃它的理由。

应该说，不同类食品的营养价值没有可比性，选择食物的关键是平衡膳食、食物多样化，如果认为"指数"越低越好，并主要食用少数几类食物，结果必然会导致食物单一化，对人体健康不利。

膳食纤维和蛋白质对食物 GI 值有明显的影响。因为膳食纤维在胃肠道中如海绵样吸水膨胀，增加食物的黏滞性，延缓食物中葡萄糖的释放，同时，水溶性纤维吸收水分后，还能在小肠表面形成一层"隔离层"，减缓葡萄糖的吸收。而一定量的蛋白质和糖类一起摄入，可促进胰岛素的分泌，使血糖水平降低。

GI 值低的食物比 GI 值高的食物更能有效地控制餐后血糖，预防低血糖的发生，还能增加饱腹感，预防及延缓饥饿，有利于控制食物的摄取量。

并非所有低 GI 食物都多多益善，如花生的 GI 就很低（14），但其脂肪含量高，多吃易导致脂肪摄入过量。也并非 GI 越低的食物越好，因为 GI 不是唯一的、也不是最重要的判断食物好坏的标准，如 GI 值为 71 的胡萝卜，具有抗氧化等食疗功能，是糖尿病人很适合的食物，而且近 600 克的胡萝卜才能提供 50 克糖类。

这就反映出指数概念存在一定的局限性，其数值仅仅反映了食物本身的特性，并没有考虑一日总热量的控制及各类食物的搭配。事实上，食物中各种成分的配方（是否含有谷物或纤维、酸度等）、食物加工技术（包括加工的温度、时间、水分含量及冷却程度等）等都可影响 GI 数值。而且，不同食物混合进食后对血糖的影响也不同，而 GI 表所列的数据不能体现各种搭配的结果。

糖尿病患者应在饮食均衡原则的基础上，尽量选择 GI 值低的食物，一般以低于 55 的食物最好。但并不是说高于 55 的食物就不能吃，只要懂得食物搭配，可以令膳食的总 GI 值降低，血糖就能控制好。